Tanja Busse

33 Fragen – 33 Antworten

FLEISCH KONSUM

PIPER

Zu diesem Buch

Weltweit wird so viel Fleisch produziert, dass die Biomasse der sogenannten Nutztiere um ein Vielfaches größer ist als die Masse aller wild lebenden Tiere auf der ganzen Welt. Das hat Folgen für das Klima, den Boden, das Grundwasser, die Biodiversität und unsere Gesundheit. Aus wissenschaftlicher Sicht ist klar: Der Fleischkonsum muss sinken. Aber wie soll das geschehen? Sollten wir möglichst komplett auf Fleisch verzichten, oder können wir uns gelegentlich Bio-Fleisch gönnen? Sind Fisch oder Wild eine nachhaltige Alternative? Dieses Buch bietet die Antworten auf die wichtigsten Fragen.

Tanja Busse studierte Journalistik und Philosophie in Dortmund, Bochum und Pisa und wurde mit einer Arbeit über Weltuntergangsszenarien promoviert. Sie schreibt für den WDR, den *Freitag*, die *Süddeutsche Zeitung* und *DIE ZEIT* und moderiert Konferenzen zu ökologischen Themen. Zahlreiche Buchpublikationen, zuletzt *Das Sterben der anderen. Wie wir die biologische Vielfalt noch retten können.* 2017 wurde ihr der Salus-Medienpreis und 2018 der Wertewandel-Preis des Deutschen Tierschutzbundes verliehen.

Inhalt

Einleitung

Als die Grünen im Bundestagswahlkampf 2013 vorschlugen, in Kantinen den »Veggie Day« einzuführen, also einen fleischfreien Tag pro Woche, brach – angeheizt durch eine falsche Berichterstattung der *Bild*-Zeitung – ein lauter Sturm der Empörung los. Als hätten die Grünen Fleischessen, Autofahren und Fliegen für alle und immer verboten. Dabei hatte die Partei nur einen vorsichtigen Vorschlag gemacht für etwas, was aus wissenschaftlicher Sicht sehr schnell geschehen muss: Der Fleischkonsum muss sinken. Weltweit wird so unfassbar viel Fleisch produziert, dass die Biomasse der sogenannten Nutztiere um ein Vielfaches größer ist als die Masse aller wild lebenden Tiere auf der ganzen Welt.

Die vielen Milliarden Tiere in der Landwirtschaft haben Folgen für das Klima, den Boden, das Grundwasser, die Biodiversität und unsere Gesundheit. Der in weiten Teilen der Welt immer noch völlig sorglose Umgang mit Antibiotika bringt multiresistente Keime hervor, sodass Mediziner ein postantibiotisches Zeitalter kommen sehen.

Die EAT-Lancet-Kommission, ein gemeinsames Forschungsprojekt von Medizinern und Erdsystemwissenschaftlern, bringt es auf den Punkt: Die Fleischfrage entscheidet über die Zukunft des Planeten. Und sie spaltet unsere Gesellschaft – nicht nur Tierrechtler und Schweinemäster stehen sich unversöhnlich gegenüber. Der Sonntagsbraten ist politisch geworden.

Doch für einen echten Wandel bräuchte es ganz andere Gesetze – und Konsumgewohnheiten.

Immerhin: Jeder kann hier etwas tun, nämlich viel weniger Fleisch essen, und wenn, dann aus ökologischer Weidehaltung. Und nicht nur Steak, sondern vom ganzen Tier.

→ 1. Haben die Menschen schon immer Fleisch gegessen?

Unsere frühesten bekannten Vorfahren lebten vor etwa 55 Millionen Jahren, sie waren etwa sieben Zentimeter lang (mit Schwanz fast zwanzig) und ernährten sich von Insekten. Einige der Nachfahren dieser frühen Primaten stiegen auf Früchte und Blätter um. Unser naher Verwandter, der Menschenaffe Australopithecus, der vor viereinhalb bis zwei Millionen Jahren in Afrika lebte, aß vor allem Nüsse, Samen und Wurzeln. Heute würde man ihn wohl als Flexitarier bezeichnen, denn vermutlich verzehrte er bei Gelegenheit auch ein wenig tierische Nahrung: Aas und Insekten. Irgendwann in dieser Zeit begannen die frühen Menschen, Werkzeuge zu schnitzen und zu jagen – nach vielen Millionen Jahren einer beinahe vegetarischen Lebensweise ihrer Vorfahren.

Diese Ernährungswende hatte es in sich: Je besser und gehaltvoller die Nahrung wurde, desto mehr wuchs das Gehirn des Homo sapiens, und dies wiederum ließ ihn zu einem besseren Jäger werden, was wiederum seine Nährstoffversorgung verbesserte. Das machte die frühen Menschen flexibler als ihre nächsten Verwandten, die Paranthropus-Arten, die sich weiterhin von Pflanzen ernährten und später ausstarben. Auch der Homo sapiens, also unsere Art, die vor gut 300 000 Jahren in den Savannen Ostafrikas entstanden ist, jagte Tiere und aß ihr Fleisch, aber auch weiterhin pflanzliche Nahrung, weshalb wir Menschen als Omnivoren, also Allesfresser, gelten. Wie hoch der Anteil von pflanzlicher oder tierischer Nahrung in dieser Zeit war, ist unbekannt.

Ende der 1980er-Jahre schlug der amerikanische Mediziner Stanley Boyd Eaton vor, dass wir uns auch heute an der Ernährung der Steinzeitmenschen orientieren sollten, um gesünder zu leben. Das menschliche Genom habe sich seit der Zeit der Sammler und Jäger nicht verändert, argumentiert Eaton, weshalb wir auch heute noch am besten an die Lebensmittelauswahl der Steinzeit angepasst seien. Dazu gehörten Wildpflanzen, Fleisch von wilden Tieren und auch Fisch. Im Vergleich zu heute konsumierten die Steinzeitmenschen weniger Zucker und Getreide, so gut wie keine gesundheitsschädlichen Transfettsäuren, dafür viel Ballaststoffe. Und anders als heute mussten sie körperlich schuften für ihre Mahlzeiten. Übersetzt in die heutige Zeit hieße das: viel Obst und Gemüse, wenig Getreide, dafür Fleisch. Und Bewegung. Wobei es ziemlich schwer ist, wirklich nach einer Steinzeitdiät zu leben, denn die Wildtiere damals wiederum lebten und ernährten sich ganz anders als die Stalltiere heute, sodass ihr Fleisch auch eine andere Zusammensetzung hatte.

Schon lange bevor die Menschen selbst Feuer machen konnten, hielten sie die Feuer von Bränden in Gang, um ihre Nahrung darin zu garen, mindestens seit 300 000 bis 400 000 Jahren. Das wären mehr als 10 000 Generationen, das ist lange genug für unser Verdauungssystem, sich an die gekochte Nahrung anzupassen. Deshalb sind wir Menschen eigentlich keine Omnivoren, sondern Cucinivoren.

Heute weiß man, dass sich Gene schneller an veränderte Lebensbedingungen anpassen, als Eaton und seine Kollegen vor wenigen Jahrzehnten angenommen hatten. Vor rund 12 000 Jahren begannen die Menschen im Nahen Osten, Felder zu bewirtschaften und Getreide zu züchten. Die neue Ernährung hat offensichtlich Gene der Ackerbauern verändert. Sie produzieren mehr von dem Enzym Amylase, das man braucht, um Stärke zu verdauen. Jäger in der Arktis, Hirten oder Regenwaldbewohner haben weniger davon in ihrem Speichel.

Noch eine genetische Anpassung: Vor etwa 10 000 Jahren domestizierten die Menschen Ziegen, Schafe, Rinder, Schweine und Hühner, und nur wenige Tausend Jahre danach entwickelten die frühen Ackerbauern und Tierzüchter in Europa die Fähigkeit, Laktose auch nach dem Ende der Säuglingszeit zu verdauen. Damit konnten sie die Milch ihrer Rinder, Schafe und Ziegen verwerten.

Die menschliche Anatomie zeigt, wie gut wir an pflanzliche Ernährung angepasst sind: Fleischfresser reißen Fleisch aus ihrer Beute, schlingen sie hinunter und haben große Mägen zum Verdauen. Unsere Mägen hingegen sind kleiner, der Dünndarm ist dafür länger, und unser Dickdarm enthält Muskelschichten und Ausbuchtungen, die typisch für Pflanzenfresser sind. Die breiten Backenzähne dürften wir geerbt haben, weil unsere Vorfahren Rinden und Blätter zermahlen mussten. Das macht uns flexibel bei der Nahrungszusammenstellung. Wir können uns beinahe ausschließlich von Fleisch ernähren, wie manche Pastoralisten, also nomadisch lebende Hirten, aber auch vegetarisch. Das hat unsere Vorfahren so flexibel gemacht bei ihrer Ausbreitung über die ganze Erde. Überall haben sie etwas gefunden, womit sie sich ernähren konnten. Fleisch war oft dabei, aber nicht immer.

→ 11

2. Ist Fleischessen ungesund?

Gesund ernähren kann man sich mit oder ohne Fleisch – es kommt ganz auf die Mischung an, also auf die Zusammenstellung und Zubereitung der Lebensmittel insgesamt, die jemand zu sich nimmt. Nur eins ist klar: *Viel* Wurst und Fleisch zu essen ist ungesund.

Fast 60 Kilogramm Fleisch im Jahr verzehren die Menschen in Deutschland im Durchschnitt, mehr als 1 Kilo pro Woche – und das ist zu viel, um gesund zu sein. Die Deutsche Gesellschaft für Ernährung (DGE) empfiehlt 300 bis 600 Gramm pro Woche, also nur ein Viertel bis die Hälfte des aktuellen Konsums.

Wer sich überwiegend vegetarisch oder vegan ernährt, hat ein geringeres Risiko für eine ganze Reihe von sogenannten Zivilisationskrankheiten, etwa für Bluthochdruck, Übergewicht, Diabetes Typ 2 und Krebserkrankungen. Das zeigen Langzeitstudien mit Zehntausenden von Teilnehmern. Veganer und Vegetarier leben aber oft insgesamt gesünder, sie machen etwa mehr Sport als Menschen, die viel Fleisch essen. Doch auch wenn man das berücksichtigt, bleiben die gesundheitlichen Vorteile einer fleischfreien Ernährung bestehen. Das liegt zum einen daran, dass viele pflanzliche Lebensmittel – Obst, Gemüse, Vollkorngetreide, Hülsenfrüchte, Nüsse – sehr gesund sind und obendrein viele Ballaststoffe enthalten, die länger satt machen, aber es liegt auch an den nachteiligen Wirkungen von Fleisch und vor allem von Wurst.

Die Weltgesundheitsorganisation (WHO) hat im Jahr 2015 verarbeitetes Fleisch wie Wurst, Speck, Schinken und Corned Beef als krebserregend eingestuft und rotes Fleisch, also das von Schweinen, Rindern und Schafen, als wahrscheinlich krebserregend. Beim Verzehr von gesalzenem oder gepökeltem Fleisch können im Magen krebserregende Nitrosamine gebildet werden. Wenn Fleisch erhitzt wird, vor allem wenn es gegrillt wird, entstehen gefährliche Stoffe wie heterozyklische aromatische Amine und polyzyklische aromatische Kohlenwasserstoffe. Vermutlich sind diese Stoffe für das höhere Krebsrisiko der Wurstesser verantwortlich. Ob rohes Fleisch weniger gefährlich ist, vermag die Internationale Agentur für Krebsforschung der WHO mangels Studien nicht zu sagen, doch sie warnt vor dem Infektionsrisiko, denn rohes Fleisch kann krank machende Keime enthalten. Auch die Inhaltsstoffe von Wurst und Fleisch selbst können eine Gefahr für die Gesundheit bedeuten – etwa die gesättigten Fettsäuren, Cholesterin oder Purine, bei deren Abbau Harnsäure entsteht, die wiederum zu Gicht führen kann.

Ein groß angelegtes weltweites Forschungsprojekt von WHO, Weltbank und der Harvard University erforscht seit 1992 den Zusammenhang von Todesfällen und Gesundheitsrisiken. Diese Global Burden of Disease Study führt 34 000 Krebstodesfälle pro Jahr auf den Verzehr von verarbeitetem Fleisch zurück und sogar 50 000 auf den Verzehr von rotem Fleisch. Das klingt gefährlich, doch der Vergleich mit anderen Werten zeigt, dass Fleischessen viel weniger riskant ist als etwa Rauchen oder Trinken. Eine Million Menschen sterben jedes Jahr an den Folgen des Rauchens und 600 000 am Alkohol.

In den letzten Jahrzehnten ist ein weiteres Gesundheitsrisiko im Zusammenhang mit dem Fleischkonsum entstanden: In der Hochleistungslandwirtschaft wurden viele Jahre lang große Mengen Antibiotika eingesetzt, rein vorsorglich, um Krankheiten unter den gestressten Tieren zu verhindern, und sogar als Leistungsförderer, denn mit Antibiotika behandelte Tiere nehmen schneller zu. Das ist inzwischen streng reglementiert, doch noch immer ist der Einsatz von Antibiotika in den Ställen zu hoch. Dort entstehen nämlich – ähnlich wie in Krankenhäusern – antibiotikaresistente Keime, also Bakterien, die durch Antibiotika nicht mehr abgetötet werden können. Bei einer Untersuchung von Hähnchenfleisch der drei größten Geflügelfleischkonzerne Europas Ende 2020 wurden in jeder zweiten Probe multiresistente Keime gefunden. Viele dieser Keime waren sogar resistent gegenüber Reserveantibiotika, die Ärzte nur in Notfällen einsetzen, wenn alle anderen Antibiotika versagt haben. Solche multiresistenten Keime können krank machen und geschwächte Menschen sogar töten. Die Verbraucherzentralen raten deshalb zu besonderer Vorsicht beim Zubereiten von Fleisch, vor allem von Geflügel.

Bei allen Risiken enthält Fleisch auch aber wertvolle Inhaltsstoffe, die Menschen für eine gesunde Ernährung brauchen: Eiweiß natürlich, aber auch Eisen, Zink, Selen, Vitamin A und die B-Vitamine. Dabei ist ausgerechnet das Fleisch von Schweinen und Rindern – also das rote Fleisch, vor dem die WHO warnt – nährstoffreicher als das weiße Fleisch von Hühnern oder Puten. Schweinefleisch enthält viel Vitamin B_1 und B_6, Rindfleisch viel Vitamin B_{12}, Eisen und Zink.

Natürlich beeinflusst auch die Art und Weise, wie Tiere gehalten und gefüttert werden, die Inhaltsstoffe von Milch, Fleisch und Eiern. Forscher der Newcastle University haben das Fleisch von Bio-Tieren mit konventionell erzeugtem verglichen. Danach enthält Bio-Fleisch deutlich mehr der gesunden Omega-3-Fettsäuren. Vor allem die Weidehaltung spielt dabei eine Rolle: Fressen Rinder und Schafe Heu und Gras, wird ihr Fleisch offenbar gesünder für uns.

Daraus lässt sich eine ganz einfache Faustregel ableiten: Wenig Fleisch, aber das aus guter Haltung – damit ist man, was die Fleischfrage angeht, gesundheitlich auf der sicheren Seite. Und wer keins essen möchte, der braucht auch keins, um gesund zu leben.

3. Geht der Fleischkonsum zurück?

In den Industrieländern stagniert der Fleischkonsum seit zwei Jahrzehnten auf hohem Niveau, in einigen Ländern beginnt er leicht zu sinken. So auch in Deutschland: 2016 wurden hier 60,5 Kilogramm Fleisch pro Kopf verzehrt, drei Jahre später waren es nur noch 59,5. Damit verspeist der Durchschnittsdeutsche jede Woche noch immer mehr als 1 Kilo Fleisch und Wurst. Weil in diesen Zahlen auch die 6,5 Millionen Vegetarierinnen und Veganer eingerechnet sind, dürfte der Durchschnittskonsum der Fleischesser noch höher liegen. Außerdem essen Männer doppelt so viel Fleisch wie Frauen. Der Verbrauch von Fleisch – dazu zählt neben dem, was tatsächlich gegessen wird, auch alles, was sonst noch vom Tier verwertet wird, etwa für Tierfutter oder Seife – ist in den letzten fünf Jahren von fast 90 auf knapp 88 Kilo gesunken.

Das ist kein großer Rückgang angesichts von Umfrageergebnissen, nach denen sich immer mehr Menschen als Flexitarier bezeichnen, die nur bei Gelegenheit Fleisch essen (55 Prozent laut Ernährungsreport des Bundesministeriums für Ernährung und Landwirtschaft 2020), und immer weniger angeben, täglich Fleisch oder Wurst zu konsumieren (nur noch ein Viertel). Der Durchschnittswert ist immer noch das Doppelte von dem, was die Ernährungsmedizin als gesund empfiehlt. Während die Zahl der vegan lebenden Menschen kontinuierlich steigt, vor allem unter jungen und gebildeten Frauen, gibt es eine Gruppe von Männern, die extrem viel Fleisch isst, gut das Dreifache des Durchschnitts.

Im internationalen Vergleich der Viel-Fleisch-Esser liegt Deutschland ziemlich weit vorn, doch in einigen Ländern wird noch deutlich mehr verbraucht: Die US-Amerikaner liegen mit über 120 Kilo an der Spitze, und auch die Australier, Argentinier und Spanier verbrauchen mehr als 100 Kilo pro Kopf und Jahr. Die armen Länder der Welt hingegen kommen auf weniger als 20 Kilo pro Einwohner. In Indien sind es gerade mal 3 Kilo, in Nigeria 7 Kilo. Der Durchschnittsamerikaner isst also vierzigmal so viel Fleisch wie ein Durchschnittsinder.

Das Bevölkerungswachstum und die steigenden Einkommen in vielen sogenannten Schwellenländern haben die globale Fleischmenge nach oben getrieben: Der weltweite Konsum hat sich in den letzten fünfzig Jahren verdreifacht und in den letzten zwanzig Jahren verdoppelt. Am stärksten war der Zuwachs in Asien. Von 9 Millionen Tonnen 1961 ist die Fleischproduktion dort bis 2018 auf knapp 145 Tonnen gestiegen. Vor allem China ist für diesen Anstieg verantwortlich: Dort wird heute zehnmal so viel Schweinefleisch und über zwanzigmal so viel Hühnerfleisch wie vor fünfzig Jahren produziert. Jedes zweite Schwein der Welt lebt heute in China. (Trotzdem verbrauchen die Chinesen pro Kopf noch gut 16 Kilo weniger als die Deutschen.)

Weltweit wurden im Jahr 2018 341 Millionen Tonnen Fleisch produziert – der vorläufige Höhepunkt, »Peak Meat«. Damit leben auf der Welt mehr domestizierte Tiere als Wildtiere. Die Biomasse der Nutztiere macht inzwischen 60 Prozent der Biomasse aller lebenden Säugetiere aus, weitere 36 Prozent entfallen auf die knapp 8 Milliarden Menschen und nur 4 Prozent auf die restlichen frei lebenden Tiere. Erst der Ausbruch der hochansteckenden und tödlichen Afrikanischen Schweinepest im Sommer 2018 in China hat das Wachstum der globalen Fleischmenge beendet. Damals wurden Millionen Tiere in Asien getötet, um zu verhindern, dass die Seuche sich weiter ausbreitete – was nicht gelang. Seit 2020 bremst die doppelte Krise aus Afrikanischer Schweinepest und COVID-19 die weltweite Fleischproduktion.

Für die kommenden Jahre aber erwarten die Welternährungsorganisation (FAO) und die Organisation für wirtschaftliche Zusammenarbeit und Entwicklung (OECD) weiteres Wachstum, vor allem durch die steigende Nachfrage in den reicher werdenden Ländern des globalen Südens. Nach ihren Projektionen wird die Weltjahresproduktion von Fleisch im Jahr 2029 bei 366 Millionen Tonnen liegen. Wie diese enorme Menge im Einklang mit den Nachhaltigkeitszielen der Vereinten Nationen produziert werden kann, darüber macht der Bericht keine Angaben.

Eine Umfrage im Auftrag der (grünen-nahen) Heinrich-Böll-Stiftung und des Bunds für Umwelt und Naturschutz (BUND) für den »Fleischatlas 2021« deutet auf eine Kehrtwende: Unter den 15- bis 29-Jährigen gibt es doppelt so viele Vegetarierinnen und Veganer wie im Durchschnitt der Bevölkerung. Beinahe drei Viertel der Jugendlichen und jungen Erwachsenen lehnen die heutige Form der Tierhaltung ab, und 80 Prozent wollen, dass der Staat für eine umweltgerechte Lebensmittelproduktion sorgt.

4. Wer isst was von unseren Schweinen, Hühnern und Rindern?

Die sogenannten Edelteile der gut 50 Millionen Schweine, die jedes Jahr in Deutschland geschlachtet werden, bleiben zum größten Teil im Land. Kotelett, Schinken und Filet sind so begehrt, dass 2019 zusätzlich zu der großen Zahl der hier geschlachteten Schweine weitere tausend Tonnen Schweinefleisch importiert wurden, fast ein Fünftel der gesamten Menge, vor allem aus den Niederlanden, Belgien und Dänemark.

Deutschland exportiert auch rohen Schinken nach Italien, weil das Land mit seinem hervorragenden kulinarischen Ruf weltweit mehr Schinken vermarkten kann, als es im eigenen Land produziert. Ein Teil des in Italien verarbeiteten Schinkens wird wieder zurück nach Deutschland gebracht und dort verkauft. Damit gehört Deutschland gleichzeitig zu den weltgrößten Import- und Exportländern von Schweinefleisch. Anders ausgedrückt: Die deutschen Konsumenten sind so wählerisch, dass der Bedarf an edlem Fleisch trotz eines Selbstversorgungsgrads von etwa 120 Prozent noch nicht gedeckt ist. Die weniger edlen Teile der hier geschlachteten Schweine werden auf den Weltmärkten verkauft, vor allem nach Asien. Bis China im Herbst 2020 den Import von deutschem Schweinefleisch wegen des Ausbruchs der Afrikanischen Schweinepest in Deutschland stoppte, exportierten die hiesigen Schlachthöfe vor allem Schweinebäuche, Kopffleisch, Ohren und Füße dorthin. Andere Teile vom Schwein, etwa das Gesäuge von Muttersauen, werden zu Tierfutter verarbeitet.

Beim Geflügel ist es ähnlich: Seit einigen Jahrzehnten kaufen die Konsumentinnen und Konsumenten immer seltener ganze Hühner und immer mehr der Edelteile, vor allem das magere Brustfilet ohne Haut und Fett und die Schenkel. Was übrig bleibt, ist in der Europäischen Union ebenso schwer zu vermarkten wie die ausrangierten Legehennen, die sogenannten Suppenhühner. Die Geflügelverarbeiter verkaufen die weniger beliebten Teile deshalb in den globalen Süden, vor allem nach Afrika. Auf den Märkten dort sind die günstigen Hühnerreste beliebt, aber gefährlich: Denn nicht überall kann die Kühlkette eingehalten werden. Das Centre Pasteur in Jaunde, der Hauptstadt Kameruns, hat das 2004 importierte Hühnerfleisch untersucht und festgestellt, dass über 80 Prozent der Proben ungenießbar waren. Kamerun hat danach den Import verboten, doch in andere westafrikanische Länder wird bis heute weiter exportiert – obwohl das Hygieneproblem nicht gelöst ist und mit dem gefrorenen Fleisch auch antibiotika-resistente Keime nach Afrika gelangen.

Und der Export hat noch weitere Nebenwirkungen, denn die Reste aus Europa sind günstiger als die Hühner aus der heimischen Produktion. Dadurch haben Hunderttausende Kleinbäuerinnen und Kleinbauern eine wichtige Einkommensquelle verloren. Eine absurde Situation: Der hocheffiziente Hightech- und Wissensstandort Deutschland exportiert Hühnerfleisch in die Billiglohnländer Westafrikas.

Dass geschlachtete Tiere in die ganze Welt verteilt werden, ist ein neues Phänomen, eine Folge der Globalisierung und der Liberalisierung der Weltmärkte. Bis vor einer Generation war es selbstverständlich, dass beim Schlachten das ganze Tier genutzt wurde. Schweinefüße, Rinderzungen, Ochsenschwänze, Innereien, Lungen, sogar die Euter: Alles wurde verarbeitet, verwurstet, in Suppen gekocht oder zu Delikatessen verarbeitet, wie etwa Kutteln, in Streifen geschnittene

Rinderpansen. Mit den Speckschwarten der Schweine wurden Pfannen eingerieben, und in die Därme wurde Wurst gestopft. In Bauernfamilien war es üblich, zu Beginn des Winters ein Rind zu schlachten, was dann die Familie das ganz Jahre über versorgte. Damit war klar, dass der Filetstreifen nur für ganz wenige hohe Feiertage reichte und Braten allerhöchstens sonntags serviert werden konnte.

Viel von dem, was heute exportiert wird, galt früher als Armeleuteessen. Heute sind es ausgerechnet Spitzenköchinnen und -köche, die an der Verarbeitung der ganzen Tiere festhalten – aus kulinarischen und ethischen Gründen und weil es nachhaltiger ist. Der britische Sternekoch Fergus Henderson hat mit seinem Buch *Nose to Tail Eating* diese Gegenbewegung populär gemacht, in Deutschland folgten ihm der Bio-Koch Simon Tress und der Unternehmer Georg Schweisfurth mit ihrem Buch *Das ganze Tier*, immer mehr Restaurants greifen diesen Trend auf. Gleichzeitig gewinnt auch die handwerkliche Fleischverarbeitung, wie sie etwa die Herrmannsdorfer Landwerkstätten, aber auch manche Bio-Bauernhöfe praktizieren, wieder an Wertschätzung. Diese Orte sind extrem wichtig, weil sie auch verloren gegangenes Wissen über tierische Lebensmittel weitergeben und so die zerrissene Verbindung vieler Konsumentinnen und Konsumenten zur Herkunft ihrer Lebensmittel schließen.

5. Waren die Tiere, die wir essen, gesund?

Die weitaus größte Zahl der Mastschweine wird in Deutschland in engen Buchten auf harten Spaltenböden ohne Einstreu gehalten. Mehr als 90 Prozent der Schweine entwickeln deshalb Schwellungen an ihren Beinen, sogenannte Hilfsschleimbeutel. Jedes vierte Schwein hat außerdem Verletzungen an den Klauen. Weil Mastschweine so schnell wie möglich zunehmen sollen, bekommen sie häufig einen sehr kalorienreichen Brei mit wenig Fasern zu fressen, der aber ihre Mägen schädigen kann. Viele Schweine leiden deshalb an schmerzhaften Schädigungen der Magenschleimhäute. Obwohl Schweine in der Intensivmast schon mit etwa einem halben Jahr geschlachtet werden, sterben etwa 13,7 Millionen von ihnen vorher. Ihre Todesursache wird nur in seltenen Fällen untersucht. Die Kadaver der verstorbenen Ferkel und Mastschweine werden in Tierkörperbeseitigungsanstalten verfrachtet und dort in der Regel nicht seziert.

Viele dieser Krankheiten und Todesfälle wären vermeidbar, wenn die Schweine in den Ställen oder am besten draußen ihre natürlichen Bedürfnisse besser ausleben könnten. Dazu bräuchten sie etwa Suhlen zum Abkühlen und Stroh oder, noch besser: Erde, um darin wühlen und nach Nahrung suchen zu können. Doch der Preisdruck auf den globalisierten Agrarmärkten lässt den Sauenhaltern und Schweinemästern wenig Spielraum für bessere Haltungsbedingungen. Wenige große Schlachthöfe wie Tönnies, Vion oder Westfleisch diktieren die Preise. In diesem Verdrängungswettbewerb um die niedrigsten Kosten überleben nur diejenigen Betriebe, die die viel zu niedrigen gesetzlichen Haltungsanforderungen so kostengünstig wie möglich einhalten können. Landwirtinnen, die Schweine auf Stroh halten wollen, müssen eigene Vermarktungswege aufbauen. Das ist nicht leicht, denn es gibt immer weniger regionale Schlachthöfe, denen sie ihre Tiere liefern könnten.

Bei den Milchkühen sieht es nur wenig besser aus: Tierärztinnen der Tierärztlichen Hochschule Hannover, der Freien Universität Berlin und der Ludwig-Maximilians-Universität München haben von 2016 bis 2020 Tausende Milchviehbetriebe in Deutschland untersucht und dabei festgestellt, dass jede fünfte Kuh lahmte und jedes zehnte Kalb bei der Geburt oder in den ersten vier Monaten gestorben war. Das ist auch eine Folge der extremen Leistungssteigerung der Milchkühe: 1900 gab eine Kuh wenig mehr als 2000 Liter Milch pro Jahr, heute ist es viermal so viel. Es gibt sogar Herden, deren Kühe im Durchschnitt mehr als 12 000 Liter Milch im Jahr erzeugen. Für diese enorme Steigerung zahlen die Kühe einen hohen Preis, wenn sie nicht optimal versorgt werden. Das Management von Hochleistungskühen ist genauso anspruchsvoll wie das von Hochleistungssportlern. Kühe in nicht perfekt gemanagten Ställen sind stark gesundheitsgefährdet, und viele sterben jung. Die meisten Milchkühe werden schon mit fünf oder sechs Jahren geschlachtet, obwohl sie bis zu zwanzig Jahre alt werden könnten. Einzelnen Betrieben gelingt es mit großem Aufwand, Kühe auch bei Höchstleistungen lange gesund zu halten, doch den meisten eben nicht.

Auch die Milchbauern selbst stehen unter großem Druck, vor allem ökonomischem. Die Erzeugerpreise für Milch sind oft monatelang so niedrig, dass die Höfe ihre Kosten nicht decken können und sogar Kredite aufnehmen müssen, um Futter zu bezahlen. Unter diesen Bedingungen ist es selbst mit größtem Einsatz nur schwer möglich, die empfindlichen Hochleistungskühe optimal zu versorgen. Das Ergebnis sind erschöpfte, ausgelaugte Tiere im Schlachthof.

Ähnlich ist es beim Geflügel: Masthühner sind in den letzten Jahrzehnten so gezüchtet worden, dass sie ihr Schlachtgewicht viermal schneller erreichen als Haushühner noch vor sechzig Jahren. Schon nach gut einem Monat werden sie geschlachtet. Vor allem an Brust und Schenkeln nehmen diese Hybridhühner rasant schnell zu. Das extrem schnelle Wachstum verformt ihre Knochen und schädigt ihre Gelenke. Weil das Herz-Kreislauf-System nicht mit dem schnellen Muskelwachstum mithalten kann, bekommen Masthühner häufig Herzprobleme. In der sogenannten konventionellen Geflügelmast verbringen die Hühner ihr gesamtes Leben in hallenähnlichen Ställen mit weniger als einem DIN-A4-Blatt Platz pro Huhn, der Standard sind 40 000 Hühner pro Stall. In dieser Enge und Reizarmut reißen manche Hühner anderen die Federn aus und bepicken sie. Diese Verhaltensstörungen werden als Kannibalismus bezeichnet, vereinzelt kommen Hühner dabei sogar zu Tode. Bei vielen werden am Schlachthof Brustblasen, Geschwüre an den Fußballen und tiefe Hautentzündungen festgestellt.

All diese Krankheiten gelten als Produktionskrankheiten, sie sind quasi Berufskrankheiten der Nutztiere, die Folgen von einseitigen Zuchtzielen – schnelle Fleischzunahme, hohe Milch- oder Legeleistung – und von Haltungsbedingungen, in denen die Tiere ihren natürlichen Bedürfnissen nicht folgen können. Dabei gelingt es manchen Betrieben besser, die Tiere unter diesen widrigen Bedingungen gesund zu halten, als anderen. Wie gut die Tierhalterinnen und Tierhalter ausgebildet sind und wie sie ihre Ställe managen, spielt also auch eine sehr große Rolle.

Insgesamt jedoch hat der Wissenschaftliche Beirat für Agrarpolitik, Ernährung und gesundheitlichen Verbraucherschutz (WBAE) beim Bundeslandwirtschaftsministerium in seinem aufsehenerregenden Gutachten »Wege zu einer gesellschaftlich akzeptierten Nutztierhaltung« im März 2015 in Deutschland erhebliche Defizite vor allem im Tierschutz bemängelt – bei allen Tierarten und Produktionsrichtungen. Im internationalen Vergleich liegt Deutschland nur im Mittelfeld und wird damit dem Anspruch, Vorreiter für Tierschutz in der EU zu sein, nicht gerecht.

6. Geht es Bio-Tieren besser als konventionell gehaltenen?

Die Bio-Richtlinien der EU und die noch strengeren Vorschriften von Bio-Anbauverbänden wie Bioland, Naturland oder Demeter schreiben frische Luft und Auslauf nach draußen für alle Tiere in der Landwirtschaft vor, außerdem eine weiche Einstreu und mehr Platz und Licht im Stall. So können die Bio-Tiere ihr natürliches Verhalten besser ausleben und erleben öfter positive Emotionen, etwa beim Toben auf der Weide. Bio-Tieren bleibt auch vieles erspart, was konventionell gehaltene Tiere erdulden müssen. Auf Bio-Betrieben ist es zum Beispiel verboten, Ferkeln die Zähne abzuschleifen oder ihren Ringelschwanz zu kupieren. Bio-Ferkel dürfen auch nicht ohne Betäubung oder Schmerzmittel kastriert werden – das war bis Ende 2020 in der konventionellen Haltung erlaubt. Der Anbauverband Demeter verbietet außerdem, Rindern die Hörner zu entfernen, die für die Kommunikation der Tiere untereinander wichtig sind. Andere Bio-Betriebe dürfen die Kälber nur unter örtlicher Betäubung, Beruhigung und mit ausreichend langer Schmerzmittelgabe enthornen.

Gesunde Tiere sind das ausdrückliche Ziel der ökologischen Landwirtschaft: Bessere Haltungsbedingungen, gesünderes Futter und eine robustere Zucht sollen dafür sorgen, dass die Tiere in den Ställen gar nicht erst krank werden. Doch das gelingt nur zum Teil. Wissenschaftler des Thünen-Instituts, einer Forschungseinrichtung des Bundes, haben Hunderte von Studien ausgewertet, um die gesellschaftlichen Leistungen von konventioneller und ökologischer Landwirtschaft miteinander zu vergleichen. Sie haben herausgefunden, dass – wenig überraschend – der ökologische Landbau Vorteile für Wasser- und Klimaschutz, Biodiversität und Bodenfruchtbarkeit bringt. Doch ausgerechnet beim Tierwohl sind die Ergebnisse weniger klar: Im Ökolandbau geht es den Tieren zwar besser, aber sie sind nicht alle so gesund, wie es dem Anspruch der Branche entsprechen würde.

Insgesamt leben die Tiere auf Biohöfen zwar artgerechter, doch die besseren Haltungsbedingungen allein reichen nicht aus, um sie gesund zu halten. Es kommt auch hier stark auf das Engagement und die Fähigkeiten der Tierhalterinnen und Tierhalter an. Wie in der konventionellen Haltung sind die Unterschiede zwischen den einzelnen Betrieben, was die Gesundheit der Tiere angeht, ziemlich groß. Überall dort, wo die Bio-Richtlinien genaue Vorschriften machen, die sich an den Bedürfnissen der Tiere orientieren, wirkt sich das positiv auf die Gesundheit aus. So sind die Klauen und Beine der Bio-Tiere gesünder, weil sie mehr Platz haben, um sich zu bewegen, und weil sie weiche Einstreu bekommen und nicht auf Spaltenböden liegen müssen. Doch Bio-Tiere haben öfter mit Parasiten zu kämpfen: Wenn Strohställe von Schweinen nicht sorgfältig genug gemistet werden, können sich die Schweine mit Spulwürmern und anderen Parasiten infizieren. Auch Bio-Tiere, die nach draußen dürfen, sind gefährdet, sich zum Beispiel mit Weideparasiten wie Magen-Darm-Würmern oder Leberegeln zu infizieren.

Will man Wurmbefall verhindern und gleichzeitig möglichst wenig insektenschädliche Entwurmungsmittel einsetzen, müssen die Weiden zum richtigen Zeitpunkt gemäht werden und die Tiere zum richtigen Zeitpunkt auf eine andere Weide wechseln, jeweils abhängig vom Alter der Tiere. Ein solches vorbeugendes Weidemanagement erfordert viel Aufmerksamkeit und Zeit von den tierhaltenden Betrieben.

Und es gibt weitere Tierschutzprobleme, die die Bio-Branche noch nicht gelöst hat: die Bruderhähne und Bruderkälber. Weil die Nachfrage nach Bio-Milch in den letzten Jahren viel schneller gestiegen ist als die Nachfrage nach Bio-Fleisch, werden auf den ökologisch wirtschaftenden Milchhöfen mehr Kälber geboren, als zurzeit vermarktet werden können. Viele weibliche Kälber bleiben auf den Höfen, wo sie später selbst Milchkühe werden. Doch für die anderen und für alle männlichen Kälber gibt es so gut wie keine Mäster, die sie nach ökologischen Kriterien aufziehen würden. Deshalb verkaufen viele Bio-Milcherzeuger ihre Bullenkälber an konventionelle Kälber- oder Rindermäster. Damit exportiert der ökologische Landbau dieses ungelöste Tierschutzproblem einfach. Allein in Baden-Württemberg wurden 2020 auf Ökobetrieben 22 000 Kälber geboren, die zum größten Teil an konventionelle Mastbetriebe verkauft wurden. Das bedeutet häufig lange Transportstrecken für die etwa zwei Wochen alten Kälber, ein hohes Infektionsrisiko und eine Mast in engen, oft dunklen Ställen ohne Auslauf.

Die Kälber- und Bullenmast steht immer wieder auch wegen ihrer hohen Antibiotikaeinsätze in der Kritik. Für viele Bio-Bauern (auch für konventionelle) ist das eine unbefriedigende Situation. Viele suchen nach Lösungen: In der Nähe von großen Städten mästen einige ihre Kälber selbst und vermarkten sie direkt vom Hof aus, andere schließen sich zu Erzeugergemeinschaften zusammen, um Aufzucht und Vermarktung gemeinsam zu stemmen, und wieder andere versuchen, mit einem Preisaufschlag auf die Bio-Milch die Aufzucht der Bruderkälber zu finanzieren, weil ihre Mast weniger rentabel ist als die von Fleischrassen.

Die Bio-Branche hat auch noch keine Lösung für die Brüder der Legehennen gefunden, die nach dem Schlüpfen getötet werden, weil sie zu langsam wachsen und deshalb aus ökonomischer Sicht wertlos sind.

Auch viele Bio-Betriebe setzen diese sogenannten Einnutzungsrassen ein und kaufen Küken von Brütereien, die männliche Küken töten. Erst vor einigen Jahren hat die Branche begonnen, Alternativen zu entwickeln. Die Verbände Bioland und Demeter züchten eigene Hühnerrassen, die sich als Legehennen und auch zur Mast eignen. Andere mästen die männlichen Küken und vermarkten sie als Bruderhähne.

7. Wer züchtet die Tiere, die wir essen?

Die Berufsbezeichnungen Schweinezüchterin oder Hühnerzüchter klingen vertraut, doch als Berufsrichtungen in der Landwirtschaft gibt es sie beinahe nicht mehr. Einer kleinen Zahl international agierender Biotechkonzerne ist es in den letzten Jahren gelungen, die Zucht von Tieren für die Landwirtschaft unter ihre Kontrolle zu bringen. Gerade einmal zwei Unternehmen dominieren den weltweiten Markt für Legehennen-Genetik: 68 Prozent der weißen Legehennen liefert die niedersächsische EW Group, die auch Masthähnchen, Puten und Lachs züchtet. 60 Prozent der braunen Legehennen stammen vom niederländischen Konkurrenten Hendrix Genetics, der auch Puten, Masthähnchen, Schweine, Lachse und Forellen züchtet.

In Frankreich haben die Entenzüchter Joseph und Bernard Grimaud innerhalb weniger Jahrzehnte einen dritten international tätigen Konzern für Tiergenetik aufgebaut, die Groupe Grimaud. Zusammen mit dem US-Konzern Tyson Foods, der nach eigenen Angaben ein Fünftel des gesamten Hühner-, Schweine- und Rindfleisches in den USA produziert, beherrschen diese Konzerne – EW, Hendrix, Grimaud – auch den Markt für Masthähnchen.

Noch vor wenigen Jahrzehnten waren es Bäuerinnen und Bauern, die besonders leistungsstarke, gesunde und umgängliche Tiere auswählten, um mit ihnen weiterzuzüchten. So entstanden vermutlich Tausende von regional angepassten Rassen: Das alpine Steinschaf etwa kann besonders gut klettern und grasen, auch auf Flächen, die für Rinder zu steil sind. Das kleine Glanrind kann mageres Gras in gutes Fleisch umwandeln und wurde früher auch als Zugtier eingesetzt. Das Bunte Bentheimer Schwein ist stressresistent und genügsam und durch hohen Fettanteil gut vor Kälte geschützt. In beinahe jeder Region Deutschlands haben vor allem Bäuerinnen eigene Hühnerrassen gezüchtet: Ostfriesische Möwen, Westfälische Totleger, Sachsenhühner, Thüringer Barthühner und viele andere mehr. Die einen waren robust, die anderen galten als gute Futtersucher, andere legten besonders viele Eier und wieder andere, wie die Hamburger (Hühner), beeindruckten durch prächtiges Gefieder. Alle diese alten Rassen gibt es nur noch in Restbeständen, die meisten von ihnen sind vom Aussterben bedroht. Allein in Deutschland stehen über hundert auf der Roten Liste der gefährdeten Nutztierrassen. Sie wären längst verschwunden, gäbe es nicht engagierte Landwirtinnen und Landwirte und die sogenannten Arche-Höfe, die ihre genetische Vielfalt erhalten, und die Organisation Slow Food, die unter dem Motto »Essen, was man retten will« ihren kulinarischen Wert bekannt macht, damit es sich für die Züchter lohnt, mit den alten Rassen weiterzuzüchten.

Es sind die Hochleistungstiere der Zuchtkonzerne, die diese alten, regional angepassten Nutztierrassen verdrängt haben. Die Konzerne haben aus der genetischen Vielfalt – dem Ergebnis einer jahrhundertealten kollektiven Zuchtarbeit von Bäuerinnen und Bauern – diejenigen Rassen ausgewählt, die am besten für die einseitige Zucht auf hohe Leistung geeignet sind. Alle anderen Eigenschaften, wie etwa die Robustheit, Genügsamkeit, Mütterlichkeit oder Wehrhaftigkeit, sind bei dieser Art von Zucht für die Intensivhaltung unwichtig geworden.

Die Landwirte, die in diesem System arbeiten, übernehmen vor allem in der Geflügelbranche nur noch einzelne Arbeitsschritte – auf eigenes Risiko, aber unter strengen Vorgaben der Schlachtkonzerne. Die einen betreuen sogenannte Elterntierfarmen, in denen Zehntausende Hähne und Hennen befruchtete Eier erzeugen; andere betreiben Brütereien, in denen die Küken schlüpfen; wieder andere mästen Küken in gut dreißig Tagen zu schlachtreifen Hühnern oder halten Legehennen für die Eierproduktion. Die Termine für die jeweiligen Lieferungen bis zum Transport der fertigen Hühner zum Schlachthof liegen Monate im Voraus fest. Auch welche Futtermittel und Medikamente dabei zu verwenden sind, bestimmen in der Regel die Konzerne. Dieses System wird vertikale Integration genannt. Marktführer beim Geflügelfleisch in Deutschland ist die PHW-Gruppe mit Wiesenhof als bekanntester Marke. Die Eigentümer des Schlachtkonzerns PHW und des Zuchtkonzerns EW sind Brüder, die 1998 ihre Unternehmensgruppe unter sich aufgeteilt haben, aber noch immer zusammenarbeiten. Damit dominiert die Familie Wesjohann die gesamte Kette von der Zucht zur Vermehrung, der Organisation der Aufzucht bis zur Schlachtung und Vermarktung des Fleisches und hat außerdem eigene Mischfutterwerke und Produktionsstätten für Futterzusatzstoffe, Impfstoffe und Tierarzneimittel.

Das britische Biotechunternehmen Genus ist Weltmarktführer sowohl für Schweine-, Mastrinder- als auch Milchviehgenetik. Vor allem unter Rinderhaltern gibt es noch Betriebe, die selbst Bullen für ihre Milchkühe oder Mutterkühe der unterschiedlichen Rassen auswählen und damit weiterzüchten. Doch überall dort, wo mit künstlicher Besamung gearbeitet wird, dominieren die großen Zuchtkonzerne. Aufgrund genomischer Analysen von Embryonen, aus denen sie den Zuchtwert der Tiere abschätzen, wählen sie einzelne Bullen oder Eber aus und bieten tiefgefrorenes Sperma dieser Tiere zum Verkauf. Auf diese Weise können einzelne männliche Tiere Hunderttausende von Nachkommen auf der ganzen

Welt bekommen. Das führt zu einem unnatürlich engen Genpool, der zur Verbreitung von genetisch bedingten Krankheiten und Schwächen führen kann, die bei der Genomanalyse der Zuchttiere nicht erkannt werden, während andere unentdeckte Eigenschaften, etwa Widerstandsfähigkeit gegenüber Infektionskrankheiten, verloren gehen können.

8. Was passiert mit den Kälbern von Milchkühen?

Obwohl die Agrarbranche noch immer stark von Männern dominiert ist, haben männliche Tiere in der Landwirtschaft in der Regel kein gutes Leben. Das hat einen einfachen Grund: Die allermeisten von ihnen werden nicht gebraucht. Männliche Kälber, die auf Milchviehbetrieben geboren werden, sind aus ökonomischer Sicht ebenso überflüssig wie die Brüder der Legehennen, die neben ihren Schwestern aus den Eiern in den Brütereien schlüpfen.

Dass Tiere in der Landwirtschaft geboren werden, obwohl sie gar nicht genutzt werden, ist die Folge einer einseitigen Ausrichtung der Zucht. Früher mussten Hausrinder möglichst vielseitig sein: Sie sollten viel Milch geben, viel Fleisch ansetzen und viel Kraft haben, um den Pflug zu ziehen. Umgänglich und freundlich zu den Menschen sollten sie auch sein und wehrhaft gegenüber dem Wolf. Mit dem Beginn der Intensivierung in der Landwirtschaft wurden neue Rassen gezüchtet oder nur bestimmte Eigenschaften von bestehenden Rassen einseitig verstärkt. So entstanden sogenannte Einnutzungsrassen, die nur oder vor allem wegen ihres Fleisches oder eben nur wegen ihrer Milch gehalten werden. Die einen – Limousin, Charolais, Angus, Galloway und andere – landen als edles Steak auf dem Teller. Diese Fleischrassen werden im Sommer meist auf der Weide gehalten, in sogenannten Mutterkuhherden, bei denen die Kälber bei den Kühen bleiben und die Kühe nicht gemolken werden.

Die Milchrassen hingegen – vor allem die schwarz-weiß

oder rot-weiß gefleckten Holstein Friesian und die kleinen roten Jersey-Kühe werden ausschließlich wegen ihrer Milch gezüchtet. Diese Zucht hat zu enormen Leistungssteigerungen der Tiere geführt: 1950 gaben gute Milchkühe 4000 Kilogramm Milch im Jahr, heute sind es 12 000 – aber auch zu grausamen Nebenwirkungen: Die Bullenkälber der Milchrassen können bei Weitem nicht so schnell zunehmen wie die Kälber der Fleischrassen, eben weil ihre Mütter darauf gezüchtet wurden, mager zu bleiben und all ihre Kraft in die Milch zu stecken. Deshalb sind diese Kälber schlicht nicht konkurrenzfähig. Sie werden nur geboren, weil die Kühe Kälber gebären müssen, um Milch zu geben.

In Australien werden nach offiziellen Angaben der Milchindustrie jedes Jahr mehr als 700 000 männliche Bullenkälber wenige Tage nach der Geburt getötet. Diese »bobby calves« dürfen bis zu zwölf Stunden lang transportiert werden und bis zu 18 Stunden ohne Nahrung bleiben. Für Farmen, die noch weiter weg sind, und Kälber, die nicht transportfähig sind, gibt es eine Sonderregelung: Sie dürfen direkt nach der Geburt erschossen oder – wenn keine Gewehre oder Bolzenschussapparate vorhanden sind – erschlagen werden. In Neuseeland, einem wichtigen Milchexporteur, werden sogar mehr als zwei Millionen Kälber pro Jahr wenige Tage nach der Geburt geschlachtet oder getötet. Das wird von Tierschützerinnen immer wieder kritisiert, inzwischen sogar auch von Kritikern aus der Agrarbranche selbst, die einen Imageverlust für die neuseeländische Milchwirtschaft fürchten.

In Europa ist der Transport von Kälbern, die jünger als zwei Wochen sind, verboten. Sie werden auch nicht sofort geschlachtet, sondern gemästet, auch wenn sie langsamer zunehmen als Kälber von Fleischrassen. Einige bäuerliche Betriebe haben sich auf Bullenmast spezialisiert, sie kaufen den Milchbauern männliche Kälber ab, um sie ein bis zwei

Jahre zu mästen und dann als junge Bullen zu verkaufen. Die Kälbermast aber, bei der die jungen Tiere nur wenige Monate leben, bis sie 120 bis 170 Kilogramm wiegen, ist zu einem großen Teil in der Hand weniger großer Unternehmen. Sie sammeln die Kälber verschiedener Höfe ein und transportieren sie dann weiter zu spezialisierten Kälbermastbetrieben, in Deutschland, den Niederlanden, Frankreich und sogar Spanien.

Weil diese Bullenkälber so langsam zunehmen, bekommen die Milchviehbetriebe nur sehr wenig Geld für sie, bei guter Marktlage um die 100 Euro, oft sehr viel weniger. Im Oktober 2019 lagen die Preise bei 50 Euro für Bullenkälber und bei unter 10 Euro für weibliche Kälber (die nicht als Milchkühe auf den Höfen bleiben, sondern in die Mast gehen sollten) – sie kosteten also weniger als ein Kanarienvogel. Mit diesen Preisen können die Milchhöfe nicht einmal die Kosten für das Futter der Kälber decken, Arbeits- und Tierarztkosten schon gar nicht. Kälber auf Milchviehbetrieben, die nicht selbst Milchkühe werden sollen, bringen also kein Geld, sondern verursachen Kosten. Das ist dramatisch in Zeiten, in denen auch die Erzeugerpreise für Milch unter den Produktionskosten liegen und die meisten Höfe keine finanziellen Reserven mehr haben. Obendrein sind die Futtervorräte nach den trockenen Sommern der letzten Jahre auf vielen Höfen knapp geworden. Die Auswirkungen dieser finanziellen Extremsituation lassen sich direkt in der Statistik ablesen: 5 Prozent aller Kälber auf Milchbetrieben sterben bei der Geburt oder während der Aufzucht. Dabei kommen deutlich mehr männliche Kälber als weibliche ums Leben. Nach Berichten des gemeinnützigen Vereins Soko Tierschutz gibt es Betriebe, auf denen männliche Kälber absichtlich getötet werden. Dabei gibt es Alternativen: Die Besamungsstationen haben eine technische Lösung für die Einnutzungsrassen entwickelt: gesextes Sperma, also

Samen, bei dem die männlichen Spermien aussortiert werden. Doch das ist noch teuer und führt nicht immer zum Erfolg. Andere Höfe wiederum besamen nur die Hochleistungskühe, mit denen sie weiterzüchten wollen, mit dem Sperma von Milchrassen, und alle anderen Milchkühe mit Sperma von Fleischrassen. Die Kälber sind dann besser zu mästen. Im Süden Deutschlands und im Alpenraum gibt es viele Milchbetriebe mit Fleckvieh oder Braunvieh – die gelten als Doppelnutzungsrassen, können also beides: viel Milch und viel Fleisch.

9. Warum werden in Deutschland 45 Millionen männliche Küken sofort nach dem Schlüpfen getötet?

Obwohl das deutsche Tierschutzgesetz das Töten von Tieren ohne vernünftigen Grund verbietet, werden bis Ende 2021 Jahr für Jahr etwa 45 Millionen männliche Küken sofort nach dem Schlüpfen getötet. Das sind mehr als 123 000 am Tag. Aus Sicht der Brütereien, in denen diese Küken zur Welt kommen, besteht der vernünftige Grund für ihren frühen Tod in ihrer mangelnden Wirtschaftlichkeit. Die Schwestern dieser Küken werden, sobald sie ausgewachsen sind, als Legehennen eingesetzt. Für diese Aufgabe wurden sie durch lange züchterische Arbeit optimiert, vor allem durch die Lohmann Tierzucht GmbH aus Cuxhaven, die zur EW Group gehört, dem größten Legehennenzüchter der Welt. Die Hochleistungslegehennen setzen kaum Fleisch an, können dafür aber durchschnittlich knapp 300 Eier im Jahr legen – während es ihre wilden Vorfahren gerade mal auf 20 Eier pro Jahr brachten. Lange halten diese Hennen ihre Extremleistung allerdings nicht aus. In der Regel werden sie nach einem Jahr in der Eierproduktion geschlachtet und als Suppenhühner vermarktet. Dabei haben Hühner eine natürliche Lebenserwartung von zehn Jahren.

Auch die Brüder der spezialisierten Legehennen bleiben mager und wachsen langsam – im Vergleich zu den Masthühnern, die in den letzten Jahrzehnten auf hohe Tageszunahmen selektiert wurden. Mit diesen schnell wachsenden Hähnchen können die Legehennenbrüder nicht mithalten. Ihre Mast würde länger dauern, mehr Aufwand machen und höhere Futterkosten verursachen. Deshalb werden diese Küken sofort nach dem Schlüpfen aussortiert und getötet. Auf etwa 300 verzehrte Eier kommt also ein getötetes Küken.

In den Brütereien werden die befruchteten Eier, in denen die zukünftigen Legehennen und ihre Brüder heranwachsen, nicht von Hühnern, sondern in Brutschränken bebrütet. Gleich nach dem Schlüpfen werden die Küken auf Förderbändern zu sogenannten Kükensexern transportiert. Das sind Menschen, die dazu ausgebildet worden sind, die jungen Tiere nach Geschlecht zu sortieren. Die weiblichen werden aufgezogen und an spezialisierte Legehennenbetriebe geliefert, die männlichen (die falsch aussortierten weiblichen inklusive) werden mit Kohlendioxid vergast. Ihre Kadaver landen im Müll oder im Tierfutter.

Bauernhöfe, die sich darauf spezialisiert haben, Eier auszubrüten und Hühner nicht nur für den Eigenbedarf, sondern auch zum Verkauf aufzuziehen, gibt es schon sehr lange. Früher schlüpften die Küken im Frühjahr und wurden im Herbst als junge Legehennen verkauft, meist an bäuerliche Gemischtbetriebe, aber auch für die private Haltung in Hinterhöfen oder Kleingärten zur Selbstversorgung. Bis in die 1950er-Jahre gab es Tausende solcher Brütereien, die regionale Märkte versorgten. Sie verschwanden jedoch nach und nach in den folgenden Jahrzehnten, in denen sich die Geflügelhaltung in Deutschland industrialisierte. 2019 gab es nur noch 61 Geflügelbrütereien in Deutschland, 23 davon spezialisiert auf das Ausbrüten zukünftiger Legehennen. Die allermeisten der Masthähnchen- und einige der Legenhennenbrütereien haben Kapazitäten für mehr als eine halbe Million Eier. Im Bericht der Bundesanstalt für Landwirtschaft und Ernährung (BLE) »Eier 2019« steht, dass somit der Strukturwandel in der gesamten Geflügelproduktion vollzogen sei. Die Konzentration auf wenige Großbetriebe ermögliche eine effizientere Organisation aller

Biosicherheits- und Tiergesundheitsmaßnahmen. Ob das millionenfache Kükentöten zu diesen Maßnahmen zählt, lässt der Bericht offen.

Tierschutzverbände kritisieren das Kükentöten seit Jahrzehnten. 2013 versuchte der grüne nordrhein-westfälische Landwirtschaftsminister Johannes Remmel, das Kükentöten per Erlass zu verbieten. Dagegen klagten die Brütereien und bekamen recht: Das Gericht bewertete die wirtschaftlichen Interessen der Legehennenbrütereien höher als das Recht der Küken auf Leben. Auch eine Klage der Staatsanwaltschaft gegen eine Brüterei wies das Landgericht Münster ab: Der Betrieb mache sich nicht strafbar, weil die Tierschutz-Schlachtverordnung aus dem Jahr 2012 regle, wie Küken zu töten seien – nämlich, dass sie nicht geschreddert werden dürfen, sondern mit Kohlendioxid betäubt und getötet werden müssen. Wenn eine jahrelang übliche Praxis anders bewertet werden solle, sei es Aufgabe des Gesetzgebers, neue Regeln festzulegen.

Im Sommer 2019 entschied schließlich das Bundesverwaltungsgericht über das Schicksal der Eintagsküken. Sie sofort nach dem Schlüpfen zu töten sei nur noch übergangsweise zulässig. Weil der Tierschutz 2002 als Staatsziel ins Grundgesetz aufgenommen wurde, beruhe das Töten der männlichen Küken nach heutigen Wertvorstellungen nicht mehr auf einem vernünftigen Grund, befand das Gericht. Das höchste deutsche Verwaltungsgericht kritisierte, dass die männlichen Küken der Einnutzungsrassen zum frühestmöglichen Zeitpunkt getötet würden und deshalb ihre Nutzlosigkeit von vornherein feststehe. Das aber sei nicht mit dem Grundgedanken des Tierschutzgesetzes vereinbar, das einen Ausgleich zwischen dem Schutz der Tiere und den Interessen der Halter verlange. Trotzdem durften die Brütereien weitermachen, weil voraussichtlich bald technische Verfahren zur Geschlechtsbestimmung im Ei verfügbar seien. Dann müssen die Eier mit männlichen Küken nicht weiter bebrütet werden, und die Küken werden schon als Embryonen im Ei absterben. Weil dieses Verfahren aber noch nicht zur Verfügung stehe, könne den Brütereien ein sofortiges Verbot nicht zugemutet werden.

Das Urteil des Bundesverfassungsgerichts war einerseits wegweisend, weil es den Eigenwert der Tiere über die kommerziellen Interessen der Unternehmen stellt – zumindest theoretisch –, und doch widersprüchlich, weil es das Kükentöten übergangsweise erlaubt – und diese Erlaubnis eben doch mit wirtschaftlichen Interessen begründet, die ja eigentlich dem Eigenwert der Tiere untergeordnet werden sollten.

Im Januar 2021 beschloss die Bundesregierung einen Gesetzesentwurf der Landwirtschaftsministerin Julia Klöckner, der das Kükentöten ab 2022 verbietet. Damit sei Deutschland weltweiter Vorreiter. Doch das Gesetz enthält Ausnahmeregeln, um den Bedarf an Küken als Tierfutter für bestimmte Zootiere zu decken.

10. Was passiert mit den Brüdern der Legehennen, wenn das Kükentöten ab 2022 verboten wird?

Zurzeit werden zwei Wege verfolgt, das millionenfache Töten der männlichen Küken aus der Legehennenzucht sofort nach dem Schlüpfen zu verhindern: Der eine ist, die männlichen Küken gar nicht erst schlüpfen zu lassen, und der andere, sie zu mästen und zu schlachten.

Mit einigen Millionen Euro hat die Bundesregierung Forscherinnen gefördert, die daran arbeiten, das Geschlecht der Küken schon im Ei zu erkennen. Dabei werden verschiedene Möglichkeiten erprobt: Beim spektroskopischen Verfahren bohrt ein Laserstrahl ein kleines Loch in das bebrütete Ei. Durch dieses Loch wird das Innere des Eis mit einem speziellen Lichtstrahl beleuchtet, und aus der Reflexion des Lichtstrahls kann das Geschlecht des Kükens abgeleitet werden. Bei zwei anderen Verfahren wird dem Ei ein winziges Tröpfchen der sogenannten Allantoisflüssigkeit entnommen. Das sind die Ausscheidungen des Hühnerembryos, die sich in einem Harnsack im Ei sammeln. Sie werden entweder auf einen Marker geträufelt, der anzeigt, ob die Flüssigkeit das weibliche Geschlechtshormon Östronsulfat enthält – ein ähnliches Prinzip wie bei einem Schwangerschaftstest. Oder die Flüssigkeit wird mithilfe eines Echtzeit-PCR-Tests molekulargenetisch untersucht. Ein weiteres Verfahren setzt die Magnetresonanztomografie ein. Mit welchem Verfahren auch immer:

Zeigt die Analyse ein männliches Küken an, kommt es nicht zurück in den Brutschrank, sondern wird zusammen mit den anderen angebrüteten männlichen Embryonen als proteinhaltige Masse an die Tierfutterindustrie geliefert.

Die Rewe Group setzt auf die Hormonanalyse: Der Lebensmittelkonzern hat zusammen mit einem Technologieunternehmen das Joint Venture Seleggt gegründet, dessen Verfahren seit 2020 in Brütereien angewendet wird. Eier von Legehennen, die nach diesem Verfahren ausgewählt wurden, gibt es in einigen Supermärkten unter dem Label »Respeggt« zu kaufen, für 1 bis 2 Cent Mehrkosten pro Ei. Aldi arbeitet mit dem Unternehmen Plantegg zusammen, das Eier mit PCR-Technik untersucht. Beide Verfahren – Seleggt und Plantegg – funktionieren bislang erst ab dem neunten Tag nach der Befruchtung des Eis. Dann aber kann der Hühnerembryo schon Schmerz empfinden. Ab 2024 ist das zu spät: Denn ab dann verbietet das Gesetz, Hühnerembryonen nach dem sechsten Tag der Bebrütung zu töten.

Der Geflügelzuchtkonzern von Erich Wesjohann, die EW Group, erprobt gleich zwei spektroskopische Verfahren, von denen eines schon sehr früh – am vierten Tag nach der Befruchtung – angewendet werden kann, aber noch nicht marktreif ist. Das zweite – die hyperspektrale Methode – ist seit August 2020 einsatzbereit. Dafür hat Agri Advanced Technologies, ein Tochterunternehmen des Konzerns, eine Maschine entwickelt, die vollautomatisch über 20 000 Eier pro Stunde prüfen kann, nach eigenen Angaben mit einer Genauigkeit von mehr als 95 Prozent. Der Vorteil: Für diese Lichtanalyse muss das Ei nicht geöffnet werden. Der Nachteil: Es funktioniert nur bei braunen Eiern und erst ab dem dreizehnten Tag der Bebrütung. Deshalb sei die hyperspektrale Messtechnik ein Durchbruch, teilt das AAT mit, aber auch nur eine Brückentechnologie, bis 2024 die strengeren Regeln greifen. Bis dahin muss sich die Hightech-Geschlechtsbestimmung im Hühnerei also noch weiter verbessern. Der Wettlauf der

Forscher und Konzerne um das beste System und die größten Marktanteile ist noch nicht entschieden.

Mit großem finanziellem und wissenschaftlichem Einsatz wird hier versucht, ein Problem zu lösen, das die industrialisierte Hühnerzucht erst geschaffen hat. Die unwirtschaftlichen Küken sind der teure Preis für die günstigen Eier im Supermarkt. Laut Gesetzentwurf der Bundesregierung zum Verbot des Kükentötens wird die Geschlechtsbestimmung im Ei die Branche jedes Jahr 147,5 Millionen Euro kosten. Diese Kosten werden auf die Eierpreise umlegt.

Einfacher ist es, die männlichen Küken aus der Legehennenzucht nicht zu töten, sondern zu mästen. Doch bis sie geschlachtet werden können, dauert es viel länger als bei den eigentlichen Masthähnchen, die auf extrem schnelle Gewichtszunahme gezüchtet werden und schon nach einem Monat ihr Schlachtgewicht erreicht haben. Deshalb ist die Mast eines Bruderhahns aus einer Legehennenzuchtlinie beinahe doppelt so teuer.

Bis vor wenigen Jahren gab es keine eigene Hühnerzucht für die ökologisch wirtschaftenden Betriebe. Deshalb wurden die hochgezüchteten Einnutzungsrassen auch auf Biohöfen eingesetzt, für die Mast und auch für die Eierproduktion, sodass auch sie mitverantwortlich sind für das Kükentöten. Das hat in der Branche immer wieder zu Diskussionen geführt. 2012 gründete Carsten Bauck, einer von zwei Betriebsleitern auf dem Bauckhof bei Uelzen, einem der ältesten Demeterhöfe Deutschlands, zusammen mit Kollegen von anderen Höfen und Naturkosthändlern den Verein Bruderhahn Initiative (heute Brudertier Initiative Deutschland), weil sie das Töten der Küken nicht länger dulden wollten. Sie begannen mit der Aufzucht der Brüder der Legehennen und finanzierten das über höhere Eierpreise: 4 Cent mehr pro Ei »für die Ethik«. Dabei ging es ihnen auch um die Verbindung »from farm to fork« (also die ganze

Wertschöpfungskette bis zum Verbraucher), um die Aufklärung der Verbraucherinnen über die Zucht von Hochleistungshühnern, die unnatürlicherweise das ganze Jahr hindurch Eier legen, obwohl wilde Hühner das nur im Frühjahr tun, wenn sie tatsächlich Küken großziehen können (daher feiern wir Ostern mit Eiern, und daher sind unsere Wintergebäcke ohne Ei).

Die Konsumenten in den Bioläden akzeptierten die höheren Preise, doch Baucks Kollegen aus der Geflügelbranche reagierten mit purem Unverständnis. »Warum die Tiere füttern, die keiner braucht, mit Futter, das keiner hat, für einen Markt, den es nicht gibt?«, fragten sie verständnislos.

Doch in den Biosupermärkten fand das Modell bald viele Nachahmer, und auch in der konventionellen Landwirtschaft. Beinahe jeder Supermarkt bietet inzwischen Eier von Hennen mit Bruderhähnen an. Die Tierrechtsorganisation PETA und die Verbraucherorganisation Foodwatch kritisieren diese Initiativen als Augenwischerei und Verbrauchertäuschung, die die katastrophalen Zustände in der Hühnerhaltung zementieren. Beide Organisationen fordern ein Verbot der Hochleistungszucht – sowohl bei Legehennen als auch bei Masthühnern.

Natürlich ist es ein großer Fortschritt, wenn das Kükentöten endet. Doch um allen Hühnern und Hähnen ein gutes Leben zu ermöglichen, ist die technische Lösung zur Geschlechtsbestimmung im Ei nicht genug. Und die Aufzucht von Bruderhähnen auch nicht. Carsten Bauck und die anderen Pioniere der Brudertier Initiative halten ihr eigenes Projekt nur für Symptombekämpfung, für eine Übergangslösung, bis es Zweinutzungsrassen gibt, die beides können, Eier und Fleisch, und die trotzdem dabei gesund bleiben. 2015 haben die Bio-Anbauverbände Bioland und Demeter deshalb die gemeinnützige Ökologische Tierzucht (ÖTZ) gegründet, die an der Zucht solcher Hühner in Kooperation mit Hunderten von Biobauern arbeitet – unabhängig von den großen marktbeherrschenden Konzernen.

11. Warum essen wir Fleisch von Hybridtieren?

Die großen Zuchtkonzerne verkaufen beinahe ausschließlich Hybride. Das sind Tiere, die aus zwei oder mehr weit voneinander entfernten Zuchtlinien einer Art gekreuzt wurden. Auch einen Mischling aus Labrador und Schäferhund könnte man also als Hybriden bezeichnen. Die Zuchtunternehmen machen sich zunutze, dass Tiere aus solchen Kreuzungen ihre Eltern oft übertreffen und besondere Eigenschaften bekommen, also etwa Legehennen, die extrem viele Eier legen, oder Masthähnchen, die besonders schnell zunehmen. Heterosis-Effekt nennen die Züchter dieses Potenzial zur Leistungssteigerung bei Kreuzungen. Auch der größte Teil des Schweinefleischs, das heute verkauft wird, stammt von solchen Hybriden, in Deutschland meistens Kreuzungen aus Sauen der Deutschen Landrasse mit belgischen Pietrain- oder amerikanischen Duroc-Ebern.

Auch wenn der Begriff »Hybridzüchtung« für viele Konsumentinnen negativ besetzt ist, sind solche Kreuzungen grundsätzlich eine gute Idee. Denn jede Zucht auf Reinrassigkeit bei Tieren oder reine Sorten bei Pflanzen bedeutet eine genetische Verengung, Hybride hingegen erweitern den Genpool.

Doch die besonderen Eigenschaften der Hybridkreuzungen spalten sich in der nächsten Generation auf, sodass die Hybriden ihre angezüchteten Super-Eigenschaften meist nicht an die nächste Generation weitergeben können – zum Vorteil der Züchter und zum Nachteil der Landwirte. Die Enkel können wieder Eigenschaften der Großelterngeneration erben, in der Regel sind sie aber nicht so leistungsfähig wie die erste Kreuzungsgeneration. Das bedeutet: Die landwirtschaftlichen Betriebe können nicht mit den vom Züchter gekauften Tieren oder ihrer Ernte auf dem Feld einfach weiterzüchten – wie es jahrtausendelang in der Landwirtschaft üblich war. Wenn sie im knallharten Wettbewerb auf dem Weltmarkt mithalten wollen, müssen sie Tiere oder Pflanzen mit den gewünschten Eigenschaften jedes Jahr neu bei den Züchtern kaufen. Die Hybridkreuzungen der Zuchtunternehmen führen deshalb landwirtschaftliche Betriebe auf der ganzen Welt in eine gefährliche Abhängigkeit. Und weil sie mit den Methoden der künstlichen Besamung die Gene von männlichen Tieren in manchen Fällen millionenfach vermehren, gerät dabei die Vielfalt der Gene innerhalb einer Art extrem zurück, obwohl es so viele Hühner, Schweine, Puten, Rinder und Lachse gibt.

Um sich aus dieser Abhängigkeit zu befreien, haben die Bio-Anbauverbände Bioland und Demeter die Ökologische Tierzucht (ÖTZ) gegründet. Die gemeinnützige GmbH züchtet seit 2015 gemeinsam mit wissenschaftlichen Einrichtungen und Hunderten von Landwirtinnen und Landwirten neue Hühnerrassen, deren Genetik nicht im Besitz großer Konzerne ist. Die Züchtung ist für sie ein Kulturgut, das für alle Bäuerinnen und Bauern zugänglich sein soll. Das ist eine Art Open-Source-Bewegung in der Landwirtschaft.

Die neuen Bio-Hühnerrassen sollten Zweinutzungshühner sein, die nicht – wie bei den Tieren der großen Zuchtkonzerne üblich – auf schnelle Fleischzunahme *oder* auf eine hohe Legeleistung spezialisiert sind. Die Leiterin der ÖTZ Inga Günther begann ihre Zucht mit französischen Bressehühnern, auch Les Bleues genannt, die Blauen, weil sie bei rotem Kamm und weißem Federkleid blaue Beine haben, also die französischen Nationalfarben tragen. Die pummeligen, fleischbetonten Bressehühner, die nur wenige kleine Eier legen, kreuzte

Inga Günther mit zwei englischen Rassen, New Hampshire und White Rock, die in der DDR als Legehennen gezüchtet worden waren. Nur wenige Tiere dieser Ostblock-Legehennen hatten die Wende im Institut für Geflügelwirtschaft der Universität Halle überstanden. Aus diesen drei Rassen entwickelte die ÖTZ nun zwei neue hybride Zuchtlinien, Coffee (aus Bresse und White Rock) und Cream (aus Bresse und New Hampshire) genannt. Damit sind die neuen Bio-Hühner Coffee und Cream also auch Hybridkreuzungen und trotzdem frei verfügbar für die Landwirte. Etwa 110 000 Küken, zur Hälfte je männlich und weiblich, hat die ÖTZ im Frühjahr 2021 vermarktet, an Bio-Bauernhöfe der unterschiedlichsten Größen von Herden mit fünfzig Hühnern in einer solidarischen Landwirtschaft bis zu einem großen Naturland-Betrieb mit 37 000 Hühnern in mehreren Ställen. Vier von fünf dieser Betriebe kaufen die Bio-Hühner bei der ÖTZ, aber jeder Fünfte züchtet sie selbst weiter.

Bei der ÖTZ leben die Hühner in Gruppen zusammen, sie werden ausschließlich mit Bio-Futter gefüttert und danach selektiert, wie gut sie mit einem schwankenden Futterangebot klarkommen. Das ist wichtig, weil Bio-Hühner möglichst mit Futter vom eigenen Hof versorgt werden sollen, ohne dass die Landwirte Futterzusatzstoffe kaufen müssen. Die Bio-Hühner sind also keine Hochleistungsrassen, die nur bei einer optimalen Versorgung höchste Leistungen bringen, sondern robuster und anpassungsfähiger. Die Hennen werden nicht künstlich befruchtet, sondern paaren sich mit den Hähnen. Sie legen etwa 230 Eier im Jahr, während Hochleistungshühner mehr als 300 schaffen können. Die Bio-Hähnchen wiegen nach vier Monaten Mast 2,7 Kilo, im Vergleich zu Masthähnchen aus der Hochleistungszucht, die schon nach vier Wochen ihr Schlachtgewicht von 2 Kilo erreicht haben.

12. Wie weit werden Tiere bis zum Schlachten transportiert?

Ende März 2021 verkeilte sich ein Containerschiff im Suezkanal und versperrte den nachfolgenden Schiffen tagelang den Weg. Unter den Frachtern, die sich auf beiden Seiten der havarierten *Ever Given* stauten, befanden sich mehrere Schiffe aus Rumänien mit insgesamt 130 000 jungen Schafen an Bord. Der Stau im Suezkanal war der dritte Notfall mit Tieren auf Langstreckentransporten innerhalb eines Monats. Anfang März hatte die Odyssee der Viehtransportschiffe *Karim Allah* und *Elbeik* im Mittelmeer Schlagzeilen gemacht. Die *Karim Allah* hatte Mitte Dezember rund 900 junge Bullen für den Transport in die Türkei geladen. Doch dort durften die Tiere nicht von Bord – weil die Behörden eine Infektion mit der ansteckenden Blauzungenkrankheit befürchteten, die Lahmheit und Blutungen bei Rindern verursacht, für Menschen aber ungefährlich ist. Auch in Libyen wurden die Rinder zurückgewiesen. Nach mehr als drei Monaten im engen Schiffsrumpf kamen die völlig erschöpften und kotverschmierten Tiere zurück nach Spanien, wo sie getötet wurden. Wenige Wochen später kehrte auch das zweite Viehtransportschiff zurück in den spanischen Hafen Cartagena. Es war mit mehr als 1600 Rindern gestartet, von denen fast 200 auf der langen Reise gestorben und über Bord geworfen worden waren. Die Überlebenden wurden nach der Ankunft getötet.

Und natürlich gab es auch schon vor 2021 derartige Horrorgeschichten. Im September 2020 war ein Schiff mit knapp 6000 jungen Kühen auf dem Weg von Neuseeland nach China gesunken. Im November 2019 waren 14000 Schafe vor der rumänischen Küste ertrunken.

Diese Fälle werfen Licht auf eine Praxis, die Tierschutzverbände und auch vereinzelte Amtsveterinäre seit vielen Jahrzehnten ebenso heftig wie erfolglos kritisieren. Über 37 Millionen Rinder, Schweine, Schafe, Ziegen und Pferde und über eine Milliarde Hühner, Puten und Gänse werden jedes Jahr innerhalb der EU über Grenzen gefahren, von anderen Ländern in die EU importiert oder in Drittstaaten exportiert – oft unter leidvollen Bedingungen. Weltweit sind täglich fünf Millionen Tiere im Transport über Ländergrenzen unterwegs. Und es werden immer mehr: Von 2007 bis 2017 hat sich die Zahl der lebendig exportierten Tiere weltweit verdoppelt. Hunderttausende von Tieren werden Jahr für Jahr rund um den Globus verschifft, etwa aus Brasilien und Uruguay in die Türkei oder von Australien nach Katar. Das ist nicht nur kritisch zu sehen, weil diese Transporte für Tiere extrem anstrengend sind und manchmal auch tödlich, sondern auch weil sich durch die vielen Viehtransporte Seuchen leichter verbreiten können.

Auch innerhalb Deutschlands werden immer mehr Tiere immer länger transportiert, zum einen, weil viele regionale Schlachthöfe in den letzten Jahren geschlossen wurden, und zum anderen, weil viele landwirtschaftliche Betriebe sich auf einen einzigen Arbeitsschritt innerhalb der Produktion von Fleisch und Milch spezialisiert haben. So werden Küken nach dem Schlüpfen, Ferkel nach dem Absatzen und wenige Wochen alte Kälber aus Milchviehbetrieben bereits zu spezialisierten Mastbetrieben gefahren.

Rund 650000 dieser Kälber werden über verschiedene Sammellager weiter ins Ausland transportiert, ein Zehntel davon bis nach Spanien, wo sie einige Monate gemästet und dann auf Schiffen wie der *Karim Allah* zum Schlachten in den Nahen Osten verfrachtet werden. Färsen dagegen – junge

Rinder, die noch kein Kalb geboren haben – werden meist trächtig als Zuchttiere nach Asien verkauft. 2019 exportierte Deutschland fast 70 000 junge Rinder ins außereuropäische Ausland, die meisten von ihnen nach Russland und Usbekistan. Recherchen des Deutschen Tierschutzbunds zeigen, dass mit diesen Kühen oft keine eigene Milchproduktion aufgebaut wird, sondern dass viele dieser Tiere nach einer kurzen Melkzeit geschlachtet werden. Unter den extremen Bedingungen Zentralasiens, vor allem bei der großen Hitze im Sommer, geben die in Mitteleuropa gezüchteten Milchkühe nicht so viel Milch.

Masttiere werden vor allem von den heißen und trockenen Ländern des Nahen Ostens importiert, in denen eine eigene Rinderhaltung wegen Wasserknappheit und aus klimatischen Gründen nicht gut möglich ist. Die meisten dieser Staaten gelten als Hochrisikoländer, in denen europäische Tierschutzstandards oft nicht eingehalten werden. In muslimischen Ländern werden Tiere in der Regel ohne Betäubung geschlachtet. Ihnen werden mit einem Schnitt durch den Hals die Adern geöffnet, sodass sie bei Bewusstsein ausbluten. Journalisten und Tierschutzverbände haben grausame Schlachtungen gefilmt, bei denen Rindern vor dem Schächten Sehnen durchtrennt und sogar die Augen ausgestochen wurden, um sie wehrlos zu machen.

Eigentlich gibt es Regeln, die solche Praktiken verhindern sollten. Die Weltorganisation für Tiergesundheit (OIE) hat sehr detaillierte Standards für Transporte und Schlachtungen festgelegt. Danach müssen die Tiere unterwegs genug Platz, Wasser, Futter und frische Luft zur Verfügung haben und von geschultem Personal betreut werden. Das Problem dabei: Diese Standards werden nicht richtig überwacht und (auch deshalb) oft nicht eingehalten. Die Welthandelsorganisation (WTO) erkennt die OIE-Regeln zwar als maßgebliche Richtlinien an, doch ob ihre Einhaltung überprüft wird, liegt in der Verantwortung der einzelnen Länder.

In der Europäischen Union regelt seit 2007 die EU-Tierschutztransportverordnung, wie Tiere auf Transporten geschützt werden müssen. Danach müssen die Transportunternehmen nachweisen, dass sie über Personal und Ausrüstung verfügen, wenn sie Tiere weiter als 65 Kilometer transportieren. Je länger die Reise dauern soll, desto höher sind die Anforderungen. Moderne Tiertransporter haben Belüftungen und Tränken und warnen den Fahrer bei zu hohen Temperaturen oder anderen Notfällen. Trotzdem mutet diese Verordnung den Exporttieren viel zu: Tage- oder sogar wochenlange Transporte mit nur kurzen Pausen sind legal, wenn die Transportfahrzeuge bestimmten Standards entsprechen.

Lange Fahrten über mehrere Ländergrenzen hinweg müssen von den zuständigen Amtstierärzten genehmigt werden. Obwohl die Tierschutzmängel in vielen Ländern außerhalb der EU lange bekannt waren, wurden diese Genehmigungen jahrelang beinahe routinemäßig erteilt. 2012 brach die Amtstierärztin Gabriele Fuchs mit dieser Praxis und verweigerte einem Transportunternehmen die Erlaubnis, Zuchtrinder aus dem Oberallgäu nach Usbekistan zu fahren. Das Unternehmen hatte geplant, die Rinder jenseits der EU-Grenze 6000 Kilometer lang nicht mehr abzuladen, weil dort keine Versorgungsstationen zur Verfügung standen. Das Transportunternehmen klagte gegen diese Entscheidung, und der Streit ging bis zum Europäischen Gerichtshof, der schließlich der Tierärztin recht gab. Das höchste europäische Gericht stellte klar, dass die EU-Transportregeln gelten, bis die Tiere an ihrem Zielort ankommen, auch wenn der außerhalb der EU liegt.

Einige Bundesländer haben inzwischen Exporte in Hochrisikostaaten per Erlass untersagt. Doch Medienrecherchen brachten ans Licht, dass die Exporteure die Tiere einfach in anderen Bundesländern mit weniger strikten Regeln abfertigen ließen. Vereinzelt haben auch Verwaltungsgerichte die Entscheidungen von kritischen Veterinärämtern, die Transporte nicht genehmigt hatten, wieder aufgehoben. Im Februar 2021 forderten die Länder von der Bundesregierung, ein Verbot für Langstreckentransporte in Risikoländer zu verhängen, was das Bundeslandwirtschaftsministerium mit dem Verweis auf internationales Handelsrecht für »vermutlich« unzulässig erklärte.

13. Wie werden Schweine, Rinder und Hühner in Deutschland geschlachtet?

Mehr als zwei Millionen Tiere wurden 2019 in Deutschland geschlachtet – pro Tag. Aufs Jahr gerechnet sind das mehr als eine halbe Milliarde Hühner, über 50 Millionen Puten, Enten und Gänse, etwa drei Millionen Rinder, eine Million Schafe und gut 55 Millionen Schweine.

Einer der größten deutschen Schweineschlachthöfe liegt in Rheda-Wiedenbrück im Kreis Gütersloh, er gehört dem deutschen Marktführer für Schweinefleisch: Tönnies. Der Konzern gibt an, dass 80 Prozent der Schweine, die hier geschlachtet werden, aus einem Umkreis von 100 Kilometern kommen. Nach der Ankunft am Schlachthof werden die Schweine mit Treibbrettern aus Plastik in die Ställe des Schlachthofs gelenkt. Geräte, die kleine Elektroschocks auslösen, sind zwar legal, werden aber nach Konzernangaben bei Tönnies nicht mehr eingesetzt. Nach dem Entladen bleiben die Schweine zwei Stunden, manchmal länger in ihrer Gruppe in einer der langen, schmalen Buchten des Stallbereichs. Dort sollen die Tiere durch Klimaanlagen, Fußbodenheizung, Wasserbesprenkelung und Musik beruhigt werden, aus Tierschutzgründen, aber auch, weil die Fleischqualität sinkt, wenn Schweine vor dem Schlachten gestresst oder in Panik sind. In die Ställe geworfene Maiskörner lenken die Tiere ab. Damit soll verhindert werden, dass Rangkämpfe ausbrechen. Die leicht ansteigenden Gänge auf dem Weg zur Betäubung werden mit grünem Licht beleuchtet, was für Schweine angenehm ist. Von dort treibt man die Tiere in kleinen Gruppen in die Betäubungsanlage. In kleinen Metallkäfigen, Gondeln genannt, werden sie in eine Grube hinabgesenkt, wo sie 92-prozentiges Kohlendioxid einatmen und unter Erstickungsgefühlen nach etwa einer halben Minute das Bewusstsein verlieren. Über eine Rampe fallen die betäubten Schweine auf ein Fließband. Schlachthofarbeiter legen ihnen eine Kette um ein Hinterbein, an der sie kopfüber aufgehängt werden. Ein Stich mit einem Hohlmesser in die Halsschlagader lässt sie entbluten, dabei sterben sie.

Kleinere Schlachthöfe betäuben Schweine mit Elektrozangen, die innerhalb von Zehntelsekunden wirken. Werden sie jedoch falsch angesetzt, können die Tiere zwar gelähmt sein, aber bei Bewusstsein bleiben. Nach Angabe der Europäischen Behörde für Lebensmittelsicherheit (EFSA) liegt die Fehlbetäubungsrate in automatischen Anlagen bei 3,3 Prozent. Wenn die Betäubungszange per Hand angesetzt wird, sind es sogar 10 Prozent. Danach würde jedes zehnte Schwein erleben, wie es geschlachtet wird. Auch beim Stechen des Hohlmessers zum Entbluten kommt es zu Fehlern, vor allem wenn die Fließbänder schnell laufen und die Schlachtgeschwindigkeit sehr hoch ist. Oft haben die Schlachthofangestellten nur wenige Sekunden Zeit für den tödlichen Schnitt. Dann kann es passieren, dass die Tiere noch leben, wenn sie in das 60 Grad warme Brühbad getaucht werden, wo sich ihre Borsten lösen sollen.

Rinder werden mit Bolzenschussgeräten betäubt, die man direkt auf ihrer Stirn aufsetzt, dort, wo sich die gedachten Linien zwischen Augen und Hornansätzen kreuzen. Aus dem Rohr des Geräts schießt – ausgelöst durch Patronen oder Druckluft – ein Bolzen in das Gehirn des Schlachttieres. Wurde das Gerät richtig angesetzt, fällt das Tier sofort bewusstlos zu Boden und wird unmittelbar danach durch den Entblutestich in den Hals getötet. Auch bei der Schlachtung von Rindern misslingt die Betäubung in 4 bis 9 Prozent der Fälle.

Auch trächtige Kühe landen übrigens im Schlachthof. Erst 2017 wurde das Schlachten von Rindern im letzten Drittel ihrer Trächtigkeit verboten und nur in Ausnahmefällen erlaubt. Bis dahin kam es immer wieder vor, dass ungeborene Kälber am Schlachtband im Körper ihrer sterbenden Mutter erstickten. Wie oft das passierte, wurde nie dokumentiert, nach Studien und Hochrechnungen waren es vermutlich 20 000 Fälle pro Jahr. Diese Kälber kamen mit den Eingeweiden zu den Schlachtabfällen.

Hühner werden in Deutschland durch Gas betäubt oder kopfüber an einem Förderband hängend in ein Wasserbad mit Strom getaucht. Anschließend werden ihre Halsschlagadern durchtrennt. Auch alle weiteren Schritte, das Entrupfen und Zerlegen, erfolgen in den großen Schlachthöfen vollautomatisch. 2010 baute die Rothkötter Unternehmensgruppe einen neuen Geflügelschlachthof in Wietze im Landkreis Celle, der bei voller Auslastung 27 000 Hähne pro Stunde schlachten kann.

14. Was ist ein Schweinestau?

In den letzten zwanzig Jahren hat sich Deutschland zu einem der weltgrößten Exporteure von Schweinefleisch entwickelt. Dabei verkauften die deutschen Schlachthöfe den größten Teil ihres Exportfleisches in andere EU-Länder und etwa ein Drittel nach China. Dort haben die großen Schlachthöfe, angeführt von Tönnies, in den letzten Jahren gute Geschäfte gemacht – bis die Afrikanische Schweinepest im Herbst 2020 diesen Handel von einem Tag zum anderen stoppte.

Die Afrikanische Schweinepest ist eine Virusinfektion, die sich von Afrika kommend über die ganze Welt verbreitet hat. Man könnte sie als »Corona der Schweine« bezeichnen, nur ist sie viel gefährlicher. Nicht für Menschen – die erkranken nicht –, aber für Wildschweine und ihre Artgenossen in der Landwirtschaft. Für Schweine ist die neue Form der Schweinepest etwa so tödlich wie Ebola für Menschen. 2018 gab es große Ausbrüche der Afrikanischen Schweinepest in China, bei denen Millionen Tiere ums Leben kamen. Später breitete sie sich unter Wildschweinen in Polen aus, und im September wurde ein infiziertes Wildschwein in Brandenburg entdeckt. Deshalb stoppte China den Import von Schweinefleisch aus Deutschland.

Wegen der verlorenen Absatzmärkte in China fielen die Erzeugerpreise extrem. Pro Kilo Schlachtgewicht bekamen die Mäster gerade noch 1,19 Euro. Das sind weniger als 120 Euro für ein 100 Kilo schweres Schwein, das sie als Ferkel für 30 bis 50 Euro gekauft und vier Monate lang versorgt hatten. Damit lagen die Preise, die Mäster für ihre Schlachtschweine erzielten, unter den Produktionskosten.

Der Preissturz traf die deutschen Schweinefleischerzeuger in einer ohnehin schon kritischen Phase: Vor dem Zusammenbruch des chinesischen Marktes waren zwei große Schlachthöfe in Deutschland durch die Behörden geschlossen worden, einer in Coesfeld vom drittgrößten deutschen Fleischunternehmen Westfleisch und der andere in Rheda-Wiedenbrück vom Marktführer Tönnies. Dort hatten sich viele Arbeiter mit dem Coronavirus infiziert. Später durften die Schlachthöfe unter Auflagen und mit eingeschränkten Kapazitäten weiterarbeiten. Vorher wurden in Deutschland eine Million Schweine pro Woche geschlachtet, im ersten Corona-Sommer 2020 waren es nur 800 000. Plötzlich herrschte Schweinestau.

Die doppelte Krise – Corona und Schweinepest – brachte die Ferkelerzeuger und Schweinemäster in Deutschland in eine dramatische Situation. Denn in einem System, das auf allerhöchste Effizienz getrimmt ist, führt ein Rückgang der Schlachtzahlen sofort zu einem komplizierten Rückstau – und zu weiteren Verlusten für die Landwirte: Die schlachtreifen Tiere mussten die Mäster nun länger als geplant im Stall behalten, sodass ihre Futterkosten von Tag zu Tag stiegen. Obendrein berechneten ihnen die Schlachthöfe eine Art Strafzahlung für zu schwer gewordene Schweine. Erst Ende November passte Tönnies seine sogenannte Abrechnungsmaske an, sodass die Abzüge erst ab 103 Kilo schweren Schweinen fällig werden statt ab 96 Kilo.

Außerdem gab es Platzprobleme auf den Höfen: Bei den Ferkelerzeugern standen Gruppen von Sauen vor der Abferkelung. Diese Sauen waren belegt worden, wie es in der Fachsprache heißt, als die Krise noch nicht abzusehen war. Es dauert zehn Monate von der Besamung einer Sau bis zur Schlachtung ihrer Ferkel. Deshalb mussten die Kastenstände für die Sauen geräumt werden, die bald ihre Ferkel zur Welt bringen würden. Die Buchten für die abgesetzten Ferkel waren aber noch nicht frei, weil die Schweinemäster keine Mastplätze für sie hatten, weil dort ja noch die Schweine standen, die eigentlich schon im Schlachthof sein sollten. In ihren Ställen wurde es nun enger und stressiger für die immer größer werdenden Schweine.

Die Schließung der Schlachthöfe hatte das präzise durchgeplante System der industriellen Schweinefleischerzeugung aus dem Takt gebracht, jetzt mussten die Landwirte improvisieren. Manche Schweinepartien konnten zu weiter entfernt liegenden Schlachthöfen umgeleitet werden. Auf einigen Höfen aber wurde es so eng, dass die Landwirte Maschinenhallen leer räumen mussten, um dort ihre Tiere behelfsmäßig unterzubringen. Es zeigte sich, wovor Skeptiker immer gewarnt hatten: Eine exportorientierte Hochleistungsfleischproduktion ist ein Risikogeschäft auf Kosten der Tiere und ihrer Halter.

In dieser angespannten Situation blockierten im November 2020 Tierrechtler den Tönnies-Schlachthof in Kellinghusen nördlich von Hamburg. Als die schleswig-holsteinischen Landwirte davon erfuhren, riefen sie zu einer Gegendemonstration auf und fuhren zu Dutzenden mit ihren Traktoren zum Schlachthof. Dort filmten sie eine Tierrechtlerin, die ebenso zornig war wie sie selbst. Sie warf den Landwirten vor, ihre Schweine betäubungslos zu kastrieren und die Schwänze zu kürzen, weshalb die Schweinemäster keine Menschen für sie seien. Das Video verbreitete sich in den sozialen Medien der Landwirte im ganzen Land. Andere Tierschutzverbände distanzierten sich später von der Schlachthofblockade in Zeiten des Schweinestaus, doch der gesellschaftliche Riss zwischen Tierschützern, die längst überfällige Verbesserungen für das Leben der Tiere einfordern, und Landwirten, die um die Existenz ihre Höfe bangen, dürfte sich weiter verschärft haben.

⟶ 59

Im Laufe des Jahres importierten die deutschen Schweinemäster weniger Ferkel aus den Niederlanden und Dänemark, gleichzeitig kamen auch weniger Mastschweine aus dem Ausland in die deutschen Schlachthöfe. So löste sich Anfang 2021 der Schweinestau langsam auf. Die Preise stiegen auf 1,50 Euro pro Kilo Schlachtgewicht. Nach Angaben der Interessengemeinschaft der Schweinehalter Deutschlands (ISN) reicht auch das nicht, um die Kosten der Landwirte zu decken.

Immerhin hatte die Krise eine positive Folge: Die Coronafälle in den Schlachtstätten lenkten das öffentliche Interesse auf die riskanten und ausbeuterischen Arbeitsbedingungen in den Schlachthöfen, die engagierte Bürgerinnen und Bürger, Gewerkschaften und Vertreter der Kirchen schon lange vergeblich anprangern. Ende 2020 beschloss der Deutsche Bundestag, Werkverträge in der Schlachtbranche zu verbieten, also die Subunternehmen, die Arbeiterinnen und Arbeiter aus Osteuropa für Hungerlöhne angeheuert hatten.

15. Kann man Tiere schlachten, ohne dass sie leiden?

Mitte der 1980er-Jahre suchten kleine Gruppen von Landwirtinnen und Landwirten nach Wegen, dem ökonomischen Druck des Wachsens oder Weichens zu entkommen. Sie brauchten bessere Erzeugerpreise, um ihre Höfe weiterführen zu können, ohne große, neue Ställe zu bauen und die Tierzahlen zu verdoppeln oder gar zu verzehnfachen. Die besseren Preise wollten sie erzielen, indem sie ihren Tieren ein besseres Leben ermöglichten. Das war die Ursprungsidee des Neuland-Vereins für tiergerechte und umweltschonende Nutztierhaltung, der 1988 in Bonn gegründet wurde. Das Neuland-Konzept sollte eine Lösung für Höfe bieten, die nicht auf Bio umstellen konnten oder wollten und die sich auch nicht mit dem Bau riesiger Ställe verschulden wollten. Die Neuland-Landwirte wollten zeigen, dass es auch anders ginge, so entwickelten sie Kriterien für eine gute Tierhaltung. Schweine etwa dürfen bei Neuland nicht auf Spaltenböden gehalten werden, sie bekommen Stroh und Auslauf oder müssen in einem Offenfrontstall gehalten werden, sodass sie zwar im Stall, aber an der frischen Luft leben. Heute beliefern rund hundert Neuland-Höfe etwa fünfzig Metzgereien. Seit einigen Jahren hat auch der Discounter Aldi Neuland-Fleisch ins Programm genommen, was viele Landwirtinnen und Landwirte kritisch sehen.

Die Tierschutzstandards von Neuland haben die Landwirte gemeinsam mit der Arbeitsgemeinschaft bäuerliche Landwirtschaft (AbL), dem Bund für Umwelt und Naturschutz (BUND)

und dem Deutschen Tierschutzbund entwickelt. Deren Präsident Wolfgang Apel mahnte immer wieder an, dass der Tierschutz nicht am Hoftor ende, sondern erst nach der Schlachtung. Er forderte kürzere, weniger stressige Transporte und bessere Bedingungen für die Tiere beim Schlachten. Deshalb suchten die Neuland-Landwirte nach Schlachthöfen, die bereit waren, in solche Verbesserungen zu investieren, und sie entwickelten eigene Kriterien. So dürfen Neuland-Tiere maximal 200 Kilometer weit und vier Stunden lang transportiert werden, am Schlachthof dürfen sie nicht länger als eine Stunde auf den Transporter warten, und sie müssen bis zur Schlachtung in ihren sozialen Gruppen bleiben. Damals wurde immer deutlicher, dass Stress und Panik beim Schlachten die Fleischqualität mindern, und so wurde Neuland zum Vorreiter für Verbesserungen auch bei anderen Schlachthöfen.

Währenddessen aber ging ein Bauer auf der Schwäbischen Alb völlig neue Wege: Nachdem eine seiner Kühe sich vor dem Schlachthof in Balingen losgerissen hatte und kilometerlang über befahrene Straßen zurück zu ihrer Herde geflohen war, beschloss Ernst Hermann Maier, dass keines seiner Tiere jemals wieder zu einem Schlachthof gefahren werden würde. Seine 250 bis 300 Rinder, die er nach dem Auerochsen oder Ur, dem Vorfahren der Hausrinder, Uria-Herde nennt, leben das ganze Jahr über im Herdenverband auf der Weide. Bullen, Kühe und Kälber werden nie voneinander getrennt und regeln die Fortpflanzung selbst. Auch wenn Ernst Hermann Maier oder seine Tochter Annette mehrmals täglich auf der Weide nach ihren Tieren sehen, sie mit Äpfeln füttern, mit ihnen sprechen und so engen Kontakt zu ihnen haben, dass sogar die großen Bullen mit ihren langen, imposanten Hörnern zum Streicheln kommen, wäre ein Transport zum Schlachthof für solche freiheitsgewohnten Tiere besonders stressig. Immer wieder kommen Landwirte und Viehhändler ums Leben, wenn Rinder beim Verladen vom Stall auf den Viehtransporter in Panik geraten. Für Weidetiere aber ist das Getrieben- und Verladenwerden noch ungewohnter und damit für alle gefährlicher. Auch Maier kannte dieses Risiko, und er hat selbst gefährliche Situationen erlebt. Deshalb beschloss er, dass seine Tiere direkt auf der Weide getötet werden sollten.

Zunächst kam ein Metzger mit einem Anhänger auf die Weide und betäubte die Rinder auf dem Hänger mit einem Bolzenschussgerät. Doch auch das schien Maier zu gefährlich, denn bei unruhigen Tieren, die es nicht kennen, angebunden stehen zu bleiben, ist es schwierig, den Bolzenschuss so genau zu setzen, dass das Tier wirklich betäubt ist. Deshalb beschloss er, seine Rinder in ihrer gewohnten Umgebung zu erschießen.

Doch um dafür die Erlaubnis zu bekommen, brauchte es einen dreizehn Jahre langen Streit mit den Behörden. Im März 1988 hatte er einen Antrag auf Schießerlaubnis bei der Stadt Balingen gestellt, und die wurde ihm im Mai 2001 bewilligt. Auch das Töten mit dem Bolzenschuss auf dem Anhänger war ihm zunächst verboten worden, weil laut EU-Gesetzgebung ausschließlich in Schlachthöfen geschlachtet werden darf. Dieser Regelung wollte Maier sich nicht beugen, also beschloss er, gar keine Tiere mehr zu schlachten. Seine Herde wuchs von 50 auf 200 Tiere, während er selbst kurz vor der Pleite stand.

Doch letztlich fand sich eine Lösung: Wenn die Tiere nicht zum Schlachthof sollten, müsse der Schlachthof eben zu den Tieren kommen. Es gelang Maier, eine Genehmigung für die sogenannte teilmobile Regelschlachtung zu bekommen – und damit die Erlaubnis für Weideschüsse. Vorher braucht er nur die Schlachtfreigabe des zuständigen Tierarztes, der prüft, ob das Tier gesund ist. Nach dem Schuss muss das betäubte Tier sofort zum Entbluten auf einen mobilen Schlachtanhänger gezogen werden, der – nach einer Entscheidung der Landwirtschaftsministerien der Länder – als mobiler Teil eines stationären Schlachthofs gelten darf. So kann Ernst Hermann Maier seine Rinder auf der Weide schießen und dabei gleichzeitig juristisch gesehen in einem Schlachthof sein und damit die Vorgaben der EU-Verordnung erfüllen.

Lange folgten nur wenige Betriebe Maiers Vorbild – zu kompliziert erschien den meisten die Auseinandersetzung mit den Behörden, zu skeptisch waren die Amtstierärzte. Denn die Erlaubnis für den Weideschuss braucht noch immer eine Ausnahmeerlaubnis, die nicht immer erteilt wird, und er darf auch nur bei Tieren angewendet werden, die das ganze Jahr im Freien leben.

Inzwischen erforschen Agrarwissenschaftler der Universität Kassel in Witzenhausen mit öffentlichen Fördergeldern den Weideschuss und welche Perspektiven er auch für weitere und größere Betriebe bieten kann. Einer der Pioniere, die gemeinsam mit den Wissenschaftlern Lösungen entwickelt haben, ist der Biohof Bunde Wischen, den der Biologe Gerd Kämmer mit Naturschützern aufgebaut hat. Der Ökobetrieb hält Hunderte von Rindern der alten Rassen White Park Cattle, Galloway und Highland Cattle auf großen Ganzjahresweiden im Nordosten von Schleswig-Holstein. Nur die Jungtiere bleiben in ihrem ersten Winter nach dem Absetzen in einer großen Halle, ansonsten verbringen die Rinder ihr ganzes Leben im Freien. Am Anfang des Winters werden alle Tiere, die geschlachtet werden sollen, auf eine große Weide mit angrenzendem Stall gebracht. Die Ochsen sind dann drei oder vier Jahre alt; die Kühe bleiben länger in der Herde und bringen Kälber zur Welt, sie werden durchschnittlich mit elf Jahren geschlachtet. Zwei Tage vor dem Schießen wird eine kleine Gruppe von der übrigen Herde getrennt und auf einem Paddock (einer kleinen, umzäunten Fläche) neben dem Stall eingesperrt. Hinter dem Zaun befindet sich eine Art Hochsitz. Von hier aus können die Schützen auch halbwilde Tiere aus der Nähe in aller Ruhe anpeilen und erst dann schießen, wenn die Position günstig ist. Kämmer und seine Kollegen zielen dabei mit kleinkalibrigen Sportschützenpatronen auf das Gehirn, denn der Weideschuss soll die Tiere – anders als beim Jagen – nicht töten, sondern nur betäuben. Danach werden sie wie im Schlachthof durch einen Entbluteschnitt getötet. Nach dem Schuss bleiben die anderen Tiere im Paddock erstaunlich ruhig und beinahe desinteressiert. Andere Landwirte berichten, dass Herdenmitglieder an dem geschossenen Tier schnuppern und es anstupsen. Aber das, was die Weideschuss-Befürworter vermeiden wollen, bleibt aus: der Stress und die Panik der Tiere beim Aussortieren aus der Herde und beim Treiben auf den Hänger.

Gerd Kämmer, der Gründer und Leiter des Betriebs, ist heute eine Art Botschafter für den Weideschuss, er berichtet auf Tagungen und Schulungen von seinen Erfahrungen und schult andere Landwirte im Umgang mit Behörden, die noch immer die Erlaubnis verweigern, häufig mit dem Argument, dass die zu schießenden Tiere nicht wild seien und deshalb auch zum Schlachthof fahren könnten. Kämmer und viele andere setzen sich auch bei Ämtern, Behörden und Parteien für bessere Gesetze ein. Ebenso wie Landwirtinnen in Hessen, die sogar eine eigene Interessenvertretung gegründet haben, den Verband der Landwirte mit handwerklicher Fleischerzeugung. Auch auf europäischer Ebene soll der Weideschuss bald erstmals erlaubt und geregelt werden. Viele Landwirte, die auf ihren Höfen gute Haltungsbedingungen für ihre Tiere geschaffen haben, wünschen sich das sehr.

16. Sind echtes Tierwohl und Bezahlbarkeit bei Mastschweinen miteinander vereinbar?

Schweine lieben es, mit ihrer Rüsselscheibe im Boden nach Nahrung zu wühlen. Sie sind neugierig und intelligent und erkunden gerne ihre Umgebung. Weil sie nicht schwitzen können, suhlen sie sich zur Abkühlung in schlammigen Pfützen. Sie sind sehr sozial, der Zusammenhalt ihrer Gruppe ist ihnen besonders wichtig. Nur wenige Höfe in Deutschland halten ihre Schweine so, dass alle diese Anforderungen an ein artgerechtes Schweineleben erfüllt sind.

Auf dem Hofgut Silva in Baden-Württemberg etwa leben Schweine der englischen Rassen Berkshire und Tamworth – das sind Nachfahren englischer Wildschweine – auf riesigen Weideflächen mit Streuobstwiesen und Kastanienwäldern. Diese Weiden haben einen hohen ökologischen Wert: Wenn Schweine den Boden zwischen Bäumen, Büschen und Hecken an einzelnen Stellen aufwühlen und umgraben, entstehen kleine Flecken, die von der Sonne erwärmt werden. Solche Orte finden wärmeliebende Insekten nur noch selten in den gut gedüngten Agrarlandschaften. Die Freilandschweine des Hofguts suchen sich ihr Futter zum großen Teil selbst, sie fressen Kastanien, Eicheln, Bucheckern, Nüsse und Obst und bekommen nur wenig Getreide zugefüttert. Diese Schweine werden nicht gemästet, sondern großgezogen, so der Anspruch des Betriebes. Ihr Fleisch ist fetter als das der Stallschweine aus der Intensivmast und wird als Delikatesse vermarktet. Ein Kilo Kotelett etwa kostet 42 Euro.

Seit einigen Jahren breitet sich die Afrikanische Schweinepest (ASP) in Asien und Europa aus, seit 2020 auch in Deutschland. Werden in einer Gegend mit ASP infizierte Wildschweine entdeckt, müssen Freilandschweine auf behördliche Anordnung in Ställe gesperrt oder getötet werden. Dieses Risiko erschwert es sehr, Schweine im Freiland zu halten.

Das weitaus größte Kontingent an Schweinen in Deutschland lebt nicht erst seit ASP in engen Ställen, sie kommen nie nach draußen und werden geschlachtet, ohne ihre Nasen je in die Erde gesteckt zu haben. Unter dem Druck der oft sehr niedrigen Erzeugerpreise ist es kaum möglich, Schweinen ein tiergerechtes Leben zu ermöglichen.

Doch die niedersächsischen Landwirte Gabriele und Stefan Mörixmann haben Pionierarbeit geleistet und gewöhnliche konventionelle Schweineställe – mit Spaltenboden, winzigen Fenstern und ohne Auslauf – so umgebaut, dass ihre Schweine darin ein gutes Leben führen können. Dazu haben sie die Trennwände, die die einzelnen kleinen Schweinegruppen üblicherweise voneinander trennen, herausgerissen und die Ställe über Ein- und Ausgänge miteinander verbunden, um etwas zu schaffen, was sie Beschäftigungswelt für Schweine nennen. Ihr sogenannter Aktivstall besteht nun aus verschieden großen Bereichen, und die Tiere können wählen, wo sie sich aufhalten wollen. Es gibt einen dunklen Ruhebereich, eine große Halle mit dicker Stroheinstreu und Höhlen aus Strohbunden, eine Ecke mit Erde zum Wühlen und einen weiteren Bereich mit Spaltenboden und Duschen; dort kühlen sich die Schweine an heißen Tagen ab. Sie bekommen gentechnikfreies energie- und eiweißreiches Kraftfutter in mehreren Fressbereichen, Heu, Luzerne, verschiedene Silagen und je nach Saison als Leckerei frisches Gras, Grünroggen, Äpfel, Zuckerrüben oder Tannenbaum. So können die Schweine ihre Nahrung selbst zusammenstellen und entscheiden, wie viel Raufutter – Stroh, Heu und getrocknete Maissilage – sie für ihre Verdauung brauchen. Durch kleine Türen in den Außenwänden können die Schweine auch nach draußen auf zwei Terrassen auf Spaltenboden.

In üblichen Mastställen hat ein Schwein 0,75 Quadratmeter Platz zur Verfügung, im Aktivstall ist es doppelt so viel. Auf einer Fläche von 1200 Quadratmetern leben 700 Schweine zusammen. In so großen Gruppen, so die Erfahrung der Schweinemästerin, verliert die Rangordnung an Bedeutung, schwächere Tiere haben genug Platz, um stärkeren ausweichen zu können, und es kommt zu weniger Kämpfen als etwa in mittelgroßen Gruppen von 50 bis 150 Tieren. Außerdem werden Geschwister in der gesamten Aufzucht nicht getrennt. Ihre Ferkel kaufen sie von einem Betrieb aus der Nähe, mit dem sie sehr eng zusammenarbeiten. Mit Hofbesuchen, einer eigenen Internetseite mit vielen Videos und mit Liveübertragungen aus dem Stall in einigen Edeka-Märkten macht die Familie ihre Arbeit so transparent wie möglich und erklärt jeden Schritt von der Ferkelgeburt bis zur Schlachtung.

Alle Schweine im Aktivstall haben Ringelschwänze. Das ist selten in der konventionellen Mast. Obwohl das Kupieren der Schwänze seit 1994 eigentlich verboten ist, wird es in Deutschland mit Ausnahmegenehmigung weiter praktiziert. Damit soll verhindert werden, dass sich die Schweine gegenseitig die Schwänze blutig beißen. Dass das immer wieder passiert, dafür sind auch die Kundenwünsche verantwortlich. An den Fleischtheken wird hauptsächlich sehr mageres Schweinefleisch verlangt, doch es sind ausgerechnet die mageren Rassen, die Schwanzspitzenveränderungen vererben, die wiederum die gefürchteten Schwanzbeißereien auslösen können, wenn die Schweine sich unwohl fühlen. Um das zu verhindern, kupieren viele konventionelle Betriebe die Schwänze ihrer Schweine.

Gabriele Mörixmann berät Schweinemäster in Tierwohlfragen und macht dabei immer wieder klar, dass es nicht allein vom einzelnen Landwirt abhängt, ob es ihm gelingt, Schweine mit Ringelschwänzen großzuziehen, sondern dass die Verantwortung dafür ganz am Anfang der Produktionskette liegt. Ihrer Meinung nach sind nur unkupierte Schweine für die Zucht geeignet. Damit die Schweine ihre Ringelschwänze behalten können – als Indikator für Wohlbefinden – müssen alle zusammenarbeiten: Eberstationen, Sauenvermehrer, Tierärzte, Futterunternehmen, Berater – und nicht zuletzt die Kunden, die Fleisch von gesunden Tieren nachfragen müssen, selbst wenn es nicht extrem mager ist.

Im Stall von Gabriele Mörixmann gelingt die Mast von Schweinen mit Ringelschwanz, weil die Schweine dort ihre Bedürfnisse besser ausleben können und auch weil dort keine Zuchtlinien eingesetzt werden, die auf extrem mageres Fleisch optimiert wurden. Die Verkäuferinnen in den Metzgereien, in denen ihr Fleisch verkauft wird, müssen diesen Zusammenhang immer wieder erklären.

Um die Schweine so halten zu können, brauchen Gabriele Mörixmann und ihre Kollegen einen Erzeugerpreis von 2,20 Euro pro Kilogramm Schlachtgewicht. Das sind etwa 50 bis 70 Cent mehr als der Durchschnittspreis der letzten Jahre, aber es ist günstiger als Biofleisch. Damit wäre das Fleisch im Laden nicht viel teurer – bei sehr viel mehr Lebensqualität für die Schweine.

17. Was hat die Fleischproduktion mit Nitrat im Trinkwasser zu tun?

North Carolina ist eines der Zentren der US-amerikanischen Fleischproduktion – und ein ökologisches Opfergebiet. Beinahe eine Milliarde Hühner und Truthähne werden dort jedes Jahr gemästet. Dazu kommen etwa neun Millionen Schweine, deren Gülle in sogenannten »Lagunen« neben den Ställen gelagert wird und in viel zu hohen Konzentrationen auf viel zu kleinen Flächen ausgebracht wird. Naturschützer wie Rick Dove und die Waterkeeper Alliance haben immer wieder dokumentiert, wie diese Gülle-Lagunen bei Unwettern überlaufen und die hoch konzentrierte Gülle direkt in die Bäche und Flüsse und von da aus in den Atlantik fließt.

Solche Zustände sind in Deutschland undenkbar. Hier regelt eine Düngeverordnung, wie viel Gülle, Mist und künstlicher Mineraldünger auf den Feldern und Wiesen ausgebracht werden dürfen. Trotzdem gibt es vor allem in den viehdichten Gebieten im Nordwesten – in den Kreisen Borken, Vechta, Cloppenburg und im Emsland –, aber auch im intensiven Gemüseanbau sogenannte Rote Gebiete, in denen das Grundwasser zu viel Nitrat enthält. Im Trinkwasser dürfen laut EU-Recht nicht mehr als 50 Milligramm Nitrat pro Liter enthalten sein, mehr wäre gesundheitsgefährdend. Die Wasserversorger schlagen deshalb Alarm: In einigen Gebieten müssen sie tiefer bohren oder Wasser aus verschiedenen Quellen vermischen, um die Grenzwerte einzuhalten. Manche Wasserwerke bieten deshalb den Landwirten in ihren Wassereinzugsgebieten Prämien zum Umstieg auf Ökolandbau, oder sie bewirtschaften die Flächen gleich selbst ökologisch, wie etwa die Leipziger Wasserwerke mit ihrem Wassergut Canitz.

2013 hat die Europäische Kommission deswegen ein Vertragsverletzungsverfahren gegen Deutschland eingeleitet und hohe Strafzahlungen angekündigt. Daraufhin verschärfte die Bundesregierung das Düngerecht – was zu großen Protesten unter den Landwirten führte. Sie fürchten Ernteeinbußen und fühlen sich ungerecht behandelt: Die neuen Düngeregeln sehen vor, dass alle Betriebe in Roten Gebieten mit zu viel Nitrat im Grundwasser 20 Prozent weniger düngen müssen, ganz gleich, wie sorgfältig sie vorher gedüngt hatten.

Dieser Streit ist Folge einer verfehlten Agrarpolitik: Über Jahrzehnte förderten vor allem konservative Agrarpolitiker eine intensive weltmarktfähige Massenproduktion, mit der die Schlachtkonzerne gute Gewinne machten. Das Ordnungsrecht trifft nun aber die landwirtschaftlichen Betriebe, von denen viele keine Perspektive für eine Neuausrichtung mit weniger Tieren sehen. Dazu bräuchte es andere Vermarktungswege und mehr Konsumenten, die Nachhaltigkeit honorieren. Oder aber Preise, die die Wahrheit sagen: Müssten die nicht nachhaltigen Produzenten für die Umweltschäden aufkommen, wären die nachhaltigen Produzenten im Vorteil, weil ihre Produkte günstiger würden.

⟶ 71

18. Warum gefährden deutsche Schweine, Hühner und Rinder den Regenwald in Südamerika?

Wer Fleisch von in Deutschland gemästeten Tieren verzehrt, steckt sich damit sehr oft auch ein kleines Stück zerstörten Regenwald mit in den Mund – und das liegt am Sojaschrot. Die USA, Argentinien und Brasilien sind die größten Sojaerzeuger der Welt, und in Brasilien ist in den letzten Jahren viel Regenwald gerodet worden, um Platz zu schaffen für neue Sojafelder. Denn Sojabohnen sind vielfältig zu nutzen: Aus ihrem Öl wird Treibstoff für Verbrennungsmotoren gewonnen, das übrig gebliebene eiweißreiche Sojaschrot eignet sich so gut als Tierfutter, dass es überall in der Welt als Tierfutter verwendet wird, auch dort, wo es gar nicht angebaut werden kann. Sie sind ein ideales Futtermittel: billig, eiweißreich und im Vergleich zu den Ackerbohnen, die auch im kühleren Norden wachsen, leicht verdaulich. Heute wird zehnmal so viel Soja angebaut wie noch vor fünfzig Jahren. Die weltweite Anbaufläche ist dabei dreieinhalbmal so groß wie Deutschland geworden. Und je mehr Soja nachgefragt wird, desto weiter schrumpfen die Wälder. Allein in Brasilien wurden zwischen August 2019 und Juli 2020 mehr als 11 000 Quadratkilometer Regenwald abgeholzt, eine Fläche, größer als die Insel Jamaika.

Umweltorganisationen kritisieren das seit vielen Jahren, und Landwirtinnen und Futtermittelhersteller haben reagiert und umgestellt: Innerhalb von vierzehn Jahren ist der Sojaimport von 3,9 Millionen auf 2,7 Millionen Tonnen zurückgegangen. Gleichzeitig hat der gemeinnützige Verein Donau

Soja in Wien mit seinen Tochtergesellschaften in Osteuropa den Anbau von europäischem Soja ohne Gentechnik vorangebracht.

Dennoch wird weiter Soja aus Brasilien importiert – zum Nutzen einiger weniger Großgrundbesitzer und zum Schaden des restlichen Landes. Denn ein großer Teil dieses Sojas ist gentechnisch so verändert, dass es Totalherbizide wie Glyphosat tolerieren kann, das alle anderen Pflanzen abtötet und nur die Sojapflanzen weiterwachsen lässt. Dieser großflächige Anbau ist eine Katastrophe für die biologische Vielfalt. Die weltweit einzigartige hohe Artenvielfalt Amazoniens ist dort auf riesigen Flächen auf eine einzige Pflanze reduziert, die nur wächst, wenn sie mit Agrarchemikalien behandelt wird.

Für die Bewohner dieser Gegenden kann dieser chemieintensive Anbau lebensgefährlich sein. Denn ein Drittel aller in Brasilien zugelassenen Pestizide sind nach Recherchen der Geografin Larissa Mies Bombardi in der EU nicht zugelassen. Durchschnittlich werden den Behörden in Brasilien 15 akute Pestizidvergiftungen pro Tag gemeldet, wobei das Gesundheitsministerium die tatsächliche Zahl fünfzigmal so hoch schätzt. Dazu kommen chronische Erkrankungen durch den Kontakt mit Pestiziden. Auch höhere Krebsraten und Missbildungen an Föten werden den gefährlichen Ackerchemikalien angelastet. Obwohl die europäischen Pestizidhersteller diese Entwicklungen kennen, exportieren sie weiter die in Europa nicht zugelassenen Pestizide nach Brasilien, wo sie auch für den Anbau von Futter für Tiere in Europa eingesetzt werden. Damit werden Tiere in unseren Ställen mit Futter gefüttert, das in Europa nicht angebaut werden dürfte.

Kritiker wie Larissa Mies Bombardi sehen darin eine Fortführung der kolonialen Ausbeutung. Brasilianische Landarbeiterinnen würden behandelt, als wären sie weniger wert als Europäer, als Menschen zweiter Klasse. Auch der Menschenrechtsrat der Vereinten Nationen hat die exportierenden Länder, darunter auch Deutschland, aufgefordert, diese Pestizid-Exporte zu beenden. Die deutschen Konzerne Bayer und BASF weisen die Vorwürfe zurück. Sie argumentieren, bei vorschriftsgemäßer Anwendung seien ihre Produkte sicher.

19. Was hat unser Fleischkonsum mit der Gefahr eines postantibiotischen Zeitalters zu tun?

Jedes Jahr sterben 700 000 Menschen weltweit, weil sie sich mit Erregern infiziert haben, gegen die Antibiotika nicht mehr wirken. Diese Keime sind resistent geworden gegenüber Arzneimitteln, die sie ursprünglich sicher abgetötet haben, oft sogar gegen mehrere Wirkstoffe gleichzeitig. Diese Entwicklung ist unkontrollierbar, denn Bakterien können ihre erworbenen Resistenzen unter bestimmten Umständen auch an andere Bakterienarten weitergeben. Für Menschen mit einem geschwächten Immunsystem sind solche multiresistenten Keime lebensgefährlich. Infektionskrankheiten, die lange als besiegt galten, können für sie mit dem Tod enden. Wissenschaftler, Gesundheitsbehörden, Mediziner, die WHO und Politiker auf den Gipfeltreffen der größten Industrienationen G-7 und G-20 warnen vor der beunruhigend schnellen Zunahme dieser resistenten Krankheitserreger. Einige sprechen sogar von einem nahenden postantibiotischen Zeitalter, in dem die einstige Wunderwaffe der Medizin wirkungslos zu werden droht. Dann wären nicht nur Infektionskrankheiten nicht mehr zu behandeln, auch Krebstherapien, Transplantationen und größere Operationen würden quasi unmöglich. Nicht Hunderttausende, sondern Millionen Menschen könnten dann sterben.

Die resistenten Keime verbreiten sich deshalb so schnell, weil in vielen Ländern der Welt Antibiotika leichtfertig und falsch eingesetzt werden – sowohl bei Menschen als auch bei Tieren. Dabei fallen die in der Veterinärmedizin eingesetzten

Mengen überdeutlich ins Gewicht: Knapp drei Viertel aller Antibiotika werden Puten, Hühnern, Mastschweinen und anderen Tieren in der Landwirtschaft verabreicht.

Der Einsatz von Antibiotika ist deshalb so hoch, weil die Tiere in der intensiven Landwirtschaft keine Chance haben, ein robustes Immunsystem auszubilden, und weil sie gleichzeitig unter permanentem Leistungsdruck stehen: Durch ihre Züchtung und Fütterung nehmen sie extrem schnell zu, legen bis zu 320 Eier im Jahr oder produzieren mehr als 30 Liter Milch pro Tag. Antibiotika helfen bei Tieren aber nicht nur gegen Infektionen, sondern sie verbessern auch die Futterverwertung und lassen Tiere noch schneller zunehmen. Deshalb wurden sie jahrelang sogar als Wachstumsförderer auch gesunden Tieren ins Futter gemischt. Das ist seit 2006 verboten.

Dennoch ist der Einsatz von Antibiotika in der Landwirtschaft in Deutschland sehr hoch geblieben. Das niedersächsische Landwirtschaftsministerium hat im Jahr 2011 mehr als 20 000 Mastkälber untersucht und festgestellt, dass kein einziges Kalb das Schlachtalter ohne Antibiotika erreicht hat. Knapp der Hälfte der Kälber wurden sogar mehr als zwanzig verschiedene Wirkstoffe verabreicht. Die Kälber werden wenige Wochen nach ihrer Geburt mit Hunderten anderen aus unterschiedlichen Ställen über weite Strecken transportiert. Dabei kommen viele Keime aus vielen Ställen zusammen, und während des stressigen Transports sind die Kälber besonders anfällig und entwickeln leicht Krankheitssymptome. Deshalb ist es noch immer üblich, die Kälber bei ihrer Ankunft im Maststall mit Antibiotika zu behandeln. Obwohl die Gesetze in den letzten Jahren verschärft wurden und Antibiotika-Einsätze im Stall seit 2014 genau dokumentiert werden müssen, gehen die eingesetzten Mengen in der Kälbermast nicht zurück, ebenso wenig bei den Geflügelhaltern. Das ist besonders problematisch, weil in Geflügelställen nicht einzelne

Tiere, sondern ganze Bestände behandelt werden. Die Arzneimittel werden in der Regel ins Trinkwasser gemischt. Das hat zur Folge, dass kranke Tiere, die Antibiotika bräuchten, oft so geschwächt sind, dass sie es nicht zur Tränke schaffen und deshalb eine zu geringe Dosierung bekommen. Genau das aber fördert die Entstehung von Resistenzen.

In der Schweinehaltung dagegen hat die Antibiotika-Reduktionsstrategie des Bundeslandwirtschaftsministeriums Erfolge gebracht. Hier ist der Einsatz von 2014 bis 2017 um 40 Prozent gesunken. Insgesamt aber geht es nach wie vor um gigantische Mengen: 670 Tonnen Antibiotika haben Pharmaunternehmen 2019 an Tierarztpraxen abgegeben, vor allem Penicillin und Tetrazykline.

In der Humanmedizin setzen Ärzte bestimmte Antibiotika nur in Notfällen ein – wenn bei schwerkranken Patienten alle anderen Antibiotika versagen. Sie sind die letzte Reserve im Kampf gegen die Resistenzen, für Mukoviszidose-Patienten etwa sind sie lebensrettend. Unverständlicherweise ist der Einsatz dieser sogenannten Reserveantibiotika in der Tierhaltung trotz heftiger Kritik von Medizinern und Umweltschützerinnen nicht verboten. Im Gegenteil: Reserveantibiotika werden sogar in großen Massen eingesetzt: 66 Tonnen Colistin und 57 Tonnen Makrolide wurden 2019 an Tiere verabreicht.

Weltweit werden immer mehr große Mastanlagen, Hochleistungsmilchbetriebe und Eierfabriken gebaut, und mit ihnen wächst der globale Einsatz von Antibiotika jährlich um mehr als 5 Prozent. Vor allem in Indien, China, Brasilien und Kenia breiten sich die multiresistenten Keime immer weiter aus. In Brasilien ist sogar der Einsatz von Antibiotika als Leistungsförderer erlaubt. Obwohl seit Jahren weltweit an neuen Wirkstoffklassen von Antibiotika geforscht wird, gibt es bis heute keine neuen Mittel – immerhin aber erste Experimente mit Erfolg versprechenden Substanzen.

→ 77

Multiresistente Keime aus der Landwirtschaft können auf vielfältige Weise auf Menschen übertragen werden: Beim Zubereiten von Fleisch, aber auch durch die Abluft von Ställen. Besonders Landwirtinnen und die Arbeiter auf Schlachthöfen sind daher gefährdet. Sie wiederum können die Keime in Krankenhäuser bringen.

20. Gibt es einen Zusammenhang zwischen Fleischproduktion und Pandemien wie Covid 19?

60 Prozent aller menschlichen Infektionskrankheiten sind Zoonosen, also Krankheiten, die von Erregern ausgelöst werden, die von Tieren auf Menschen überspringen können. Die Pest und die Pocken gehören dazu, Aids, Ebola, das Lassafieber, die Vogelgrippe – und zuletzt COVID-19.

Pathogene, also krank machende Mikroben, gibt es schon immer. Seit Urzeiten nisten sie sich als Parasiten in Lebewesen ein, sogar in Parasiten von Parasiten. Doch die Wirtstiere gewöhnen sich im Laufe der Evolution an ihre inneren Mitbewohner und werden deshalb nicht krank. Diese gegenseitige Anpassung wird Koevolution genannt. Gefährlich wird es erst, wenn Mikroben von einer Spezies auf eine andere überspringen, die vorher nicht in Kontakt mit ihnen gekommen ist, die also keine Koevolution mit diesen speziellen Pathogenen durchgemacht hat. Und genau das passiert immer häufiger, seit immer mehr Menschen reisen und immer tiefer in Lebensräume eindringen, in denen zuvor nur wenige oder keine Menschen gelebt haben. Deshalb nehmen Zoonosen seit einigen Jahrzehnten weltweit zu – als Folge von anthropogenen Umweltveränderungen, wie es die Ökologinnen nennen. Je mehr die Menschen aber in Ökosysteme eingreifen, Wälder abholzen, Straßen durch Savannen bauen oder auch nur mit Schiffen oder Flugzeugen von einem Kontinent zum anderen reisen, desto größer ist die Gefahr, dass dabei Mikroben von wilden Tieren auf andere Tiere und den Menschen überspringen.

Besonders gefährlich ist der Handel mit Wildtieren und auch die industrielle Tierhaltung: zum einen, weil dabei große Zahlen von Tieren auf engem Raum oft unter stressigen Bedingungen zusammenleben, und zum anderen, weil für ihr Futter viel Ackerland benötigt wird, für das wiederum Wälder abgeholzt werden. Der Weltbiodiversitätsrat (IPBES) führt jeden dritten Ausbruch von neuen Infektionskrankheiten auf solche Landnutzungsänderungen zurück. Wenn die Holzfäller anrücken, verlieren Wildtiere ihren Lebensraum und kommen leichter in Kontakt mit Menschen.

Das passiert auch, wenn mehr Menschen in die letzten Rückzugsräume der Tiere eindringen: An den Küsten Westafrikas zum Beispiel fischen seit einigen Jahrzehnten die großen Fangflotten der Industrieländer den lokalen Fischern den Fang weg. Die traditionelle Proteinquelle der Küstenbewohner wird dadurch immer knapper und teurer. Gleichzeitig wachsen die Städte und mit ihnen der Bedarf an Lebensmitteln, weshalb immer mehr Menschen auf die Jagd nach Wildtieren gehen, um ihr Fleisch auf den urbanen Märkten anzubieten. Der amerikanische Soziologe Mike Davis führt die Ausbrüche von HIV und Ebola auf diese Entwicklung zurück. Aber er macht die multinationale Rohstoffindustrie für diese Ausbrüche verantwortlich, nicht die Menschen, die aus Not und Hunger jagen oder Bäume fällen. Schon 2005 hatte er vor einem neuen globalen Zeitalter der Pandemien gewarnt.

Inzwischen bestätigen immer mehr Forscher: Biologische Vielfalt wirkt wie eine Versicherung gegen neue Zoonosen. So haben Forscher aus den USA gezeigt, dass Vielfalt in der Natur vor der gefürchteten Zeckenbisskrankheit Borreliose schützt. In Gegenden mit fragmentierten Wäldern, wo es wenig kleine Beutetiere und sehr viele Mäuse gibt, ist das Risiko, von einer infizierten Zecke gebissen zu werden, sehr hoch. In Wäldern, in denen viele kleine Beutetiere wie Waschbären, Füchse und

Opossums leben, die sich alle von Mäusen ernähren, ist es niedriger. Auch weidende Rinder können das Risiko für Borreliose senken, wie eine Studie in einem norddeutschen Naturschutzgebiet zeigt. Die Forscher nennen das »Dilution Effect«, etwa: Verwässerungseffekt, weil die hohe Diversität das Übertragungsrisiko gleichsam verdünnt.

Parasitologen und Ökologen debattieren noch darüber, wann und unter welchen Bedingungen dieser Risiko-Verwässerungseffekt auftritt und wie verallgemeinerbar die Schlussfolgerung ist, dass eine hohe Biodiversität vor Infektionen schützt. Doch unbestritten ist ein ganz einfacher Zusammenhang: Überall dort, wo die Vielfalt schwindet, etwa weil natürliche Ökosysteme durch Plantagen oder große Monokulturen für Viehfutter ersetzt werden, können sich einzelne Arten so gut ausbreiten, dass sie zur Plage werden.

Beim Ausbruch von COVID-19 hat vermutlich auch der Klimawandel eine wichtige Rolle gespielt. Eine Studie des Potsdam-Instituts für Klimafolgenforschung (PIK) zeigt, dass die höheren Temperaturen der letzten Jahrzehnte die Vegetation in Südchina verändert haben. Dadurch hat sich auch der Lebensraum vieler Fledermausarten verschoben, bis in Gebiete, wo Schuppentiere oder Pangoline leben. Fledermäuse aber tragen besonders viele für Menschen gefährliche Coronaviren in sich. So könnten sich weitere Viren auf den Menschen übertragen. Auf welchem Weg das Virus, das sich unter dem Namen SARS-Covid-19 seit Ende 2019 auf der ganzen Welt verbreitet hat, auf den Menschen übergesprungen ist, ist im Sommer 2021 noch nicht geklärt. Fest steht: Klimawandel, hoher Fleischkonsum und Wildtiermärkte erhöhen das Risiko für weitere Pandemien.

→ 81

21. Schadet Fleischkonsum dem Klima?

Der Weltklimarat (IPCC) mahnt eine Abkehr vom hohen Fleischkonsum an – aus Klimaschutzgründen –, ebenso die FAO, die Welternährungsorganisation der Vereinten Nationen. Schon 2013 hat Letztere errechnet, dass die Produktion von tierischen Lebensmitteln für 14,5 Prozent der Treibhausgase verantwortlich ist. Sie verursacht 7,1 Gigatonnen CO_2-Äquivalente an klimaschädlichen Emissionen: Zum größten Teil (44 Prozent) ist das Methan aus den Mägen von Wiederkäuern, außerdem Lachgas, das beim Düngen auf den Feldern entsteht, und Kohlendioxid.

Die Emissionen aus dem Fleischsektor sind so hoch, weil es heute auf der Welt so viele Tiere in Ställen gibt wie nie zuvor in der Geschichte der Menschheit. Es leben dreimal so viele Hühner wie Menschen auf der Erde, und das gesamte Gewicht der Tiere in der Landwirtschaft ist fünfzehnmal so hoch wie das Gewicht aller Wildtiere zusammen. Die Felder, auf denen Futtermittel angebaut werden, machen 40 Prozent der gesamten weltweiten Ackerfläche aus. Das ist beinahe jeder zweite Acker der Welt.

Beim Anbau und bei der Produktion dieser Futtermittel entsteht der größte Teil der Treibhausgase aus der Fleischproduktion, 45 Prozent. Aus Rindermägen stammen weitere 39 Prozent, während die Lagerung von Mist und Gülle und ihre Ausbringung auf den Feldern für 10 Prozent verantwortlich sind. Die restlichen 6 Prozent kommen durch Verarbeitung und Transport der Fleisch- und Milchprodukte zustande.

Beinahe 60 Prozent der gesamten Emissionen aus der Lebensmittelproduktion kommen aus der Fleisch- und Milchbranche – obwohl sie nur 18 Prozent der Kalorien und 37 Prozent der Eiweiße für die Ernährung der Menschen liefert. Das ist also viel Treibhausgas für relativ wenig Nahrung.

Umgerechnet auf die einzelnen Lebensmittel hat Rindfleisch die höchste Klimawirkung. Bei der Erzeugung von 1 Kilogramm Eiweiß aus Rindfleisch entstehen 300 Kilogramm CO_2-Äquivalente. Bei Kuhmilch, Geflügel und Schweinefleisch ist es weniger als ein Drittel davon. Doch das sind Durchschnittswerte: Wie viele Emissionen jeweils anfallen, hängt stark vom jeweiligen Haltungssystem, der Fütterung und der Zucht ab. 30 Prozent der gesamten Emissionen, hat die FAO ausgerechnet, könnten eingespart werden, wenn die Produktion effizienter würde. Zusätzlich könnte auch das Weideland zur Klimasenke werden und 0,6 Gigatonnen an Treibhausgasen pro Jahr speichern. Auch das muss bei der Klimawirkung von Rindfleisch und Milch berücksichtigt werden.

Doch bislang wird dieses Potenzial nicht ausgeschöpft. Die Nichtregierungsorganisation GRAIN hat 2018 kritisiert, dass nur vier der 35 weltgrößten Fleisch- und Milchunternehmen glaubwürdige Angaben zu ihren Treibhausgasemissionen gemacht haben. Gerade einmal 14 dieser Konzerne hätten angegeben, ihre Emissionen in den nächsten Jahren reduzieren zu wollen – und die meisten davon auch nur relativ, also bezogen auf 1 Kilogramm Fleisch oder 1 Liter Milch, und nicht absolut. Würden alle Sektoren der Wirtschaft ihre Klimaziele einhalten, die Fleischbranche aber weiterwachsen wie bisher, wäre die Branche 2050 für 80 Prozent aller Treibhausgase verantwortlich.

Die fünf größten Fleisch- und Milchkonzerne der Welt haben 2018 zusammen mehr Treibhausgase verursacht als Ölgiganten wie Exxon, Shell oder BP. Nichts deutet auf einen schnellen Wandel hin: Es gibt noch immer zu wenig öffentliches Bewusstsein für die Klimafolgen des Fleischkonsums, kaum politische Vorgaben für die Branche und viel zu wenig Reduktionsziele innerhalb der Unternehmen. Im Gegenteil, die meisten setzen auf eine Ausweitung ihrer Produktion. Immerhin investieren einige von ihnen inzwischen in die Produktion von Kunstfleisch.

Der größte Teil der Emissionen aus der Fleisch- und Milchproduktion stammt aus den Industrieländern – aus den USA, Kanada, der EU, Australien und Neuseeland. Nur Brasilien und Argentinien zählen als Agrarländer des Südens zu den großen Emittenten. Dort aber, in den Ländern des globalen Südens, werden die Auswirkungen der Erderhitzung am heftigsten sein. Ausgerechnet die Menschen, die sehr wenig Treibhausgase verursachen und wenig Fleisch essen, werden am meisten unter den Folgen der Klimakrise leiden müssen.

Gleichzeitig wird die Klimakrise auch die landwirtschaftliche Produktion beeinflussen. Während wärmere Temperaturen und eine längere Vegetationszeit das Wachstum von Pflanzen positiv beeinflussen, müssen die Landwirte gleichzeitig mit häufigeren Wetterextremen rechnen – sowohl mit Dürren als auch mit zerstörerischen Starkregen, die fruchtbare Böden abschwemmen können. Im Dürrejahr 2018 lagen die deutschen Getreideerträge 16 Prozent unter dem Durchschnitt, dabei ist ein Schaden von 770 Millionen Euro entstanden. In Norddeutschland war es in einigen Gegenden so trocken, dass das Gras aufgehört hat zu wachsen, sodass manche Milchviehbetriebe Kühe schlachten mussten, weil das Futter nicht reichte. Die Dürre hat sich von Region zu Region sehr unterschiedlich ausgewirkt, je nachdem, wann wie viel Regen gefallen ist und wie gut der jeweilige Boden Wasser speichern kann. Insgesamt jedoch ist klar: Der Klimawandel gefährdet die Ernten – in den trockenen Regionen der Welt und den überschwemmungsgefährdeten Gebieten noch viel mehr als bei uns. Viele Länder sind deshalb noch mehr als ohnehin schon vom Hunger bedroht. Je mehr Getreide aus der weltweiten Ernte an Tiere verfüttert wird, desto knapper werden die Ressourcen für die Menschen. Der renommierte Agrarwissenschaftler Urs Niggli fordert deshalb, aus Nachhaltigkeitsgründen auf Geflügel- und Schweinefleisch weitgehend zu verzichten. Geflügel und Schweine sollten nur noch mit Nebenprodukten gefüttert werden, die die Menschen nicht essen, wie etwa Kleie oder – wie früher üblich – mit Haushalts- und Gastronomieabfällen. Rindfleisch und Milch dagegen müssen von Weidetieren stammen.

22. Ist die Kuh ein Klimakiller?

Die Kuh gilt als Klimakiller – aber mit den Kühen ist es wie mit den Menschen: Es hängt von ihrem Lebensstil und vor allem von ihrer Ernährung ab, wie viel Treibhausgase sie verursachen und ob sie dem Klima schaden oder sogar nützen können. Wie Schafe und Ziegen gehören Kühe zu den Wiederkäuern, die beim Verdauen Methan ausstoßen. Das entsteht in ihrem Vormagen, wo Bakterien – rund zweihundert verschiedene Arten – die langkettige Zellulose aus dem Gras aufspalten und verwertbar machen. Ohne diese Mikroorganismen könnten die Kühe kein Gras fressen. In ihrem Pansen leben neben den Bakterien noch andere Mikroorganismen, sogenannte methanogene Archaeen, die aus den Abbauprodukten der Verdauung Essigsäure, Kohlendioxid und Wasserstoff Methan bilden, das die Kühe aber nicht verwerten können. Es sammelt sich in einer Gasblase, und die Kühe eruktieren es, oder einfacher: rülpsen es aus, etwa 300 Liter Methan pro Tag und Kuh.

Methan ist nicht so langlebig wie Kohlendioxid, aber um ein Vielfaches klimaschädlicher: Ein Methanmolekül gilt als etwa dreißigmal so treibhauswirksam wie ein CO_2-Molekül. In den letzten Jahrzehnten hat die globale Methankonzentration in der Atmosphäre stark zugenommen, doch es ist noch unklar, woran das liegt, denn Methan entsteht nicht nur, wenn Rinder rülpsen, sondern auch beim Anbau von Reis, in Feuchtgebieten, auf Mülldeponien und bei der Produktion von Steinkohle, Erdgas und Erdöl. Auch der natürliche Abbau von Methan könnte sich verlangsamt haben.

Wissenschaftler suchen nach Möglichkeiten, wie man die Menge Methan, die Kühe ausrülpsen, senken könnte, etwa über leichter verdauliche Nahrung, einen höheren Anteil von Kraftfutter wie Mais, Weizen, Gerste, Rapsschrot oder Soja in der Futterration oder durch den Zusatz von Fettsäuren im Futter. Forscher in Kalifornien haben Rindern sogar Rotalgen ins Futter gemischt und festgestellt, dass die Tiere so bis zu 82 Prozent weniger Methan ausstoßen. Auch mit ätherischen Ölen oder Knoblauchpulver wird experimentiert. Gleichzeitig empfehlen einige Wissenschaftler, die Milchleistung der Kühe aus Klimaschutzgründen weiter zu steigern. Dadurch vergrößern sich die absoluten Emissionen pro Kuh, aber umgerechnet auf einen Liter Milch sinken sie. Doch das ist eine zweischneidige Entwicklung, weil Hochleistungskühe anfällig sind und oft sehr früh sterben – was ihre Klimabilanz bezogen auf die Milchmenge wieder verschlechtert. Denn bevor sie Milch geben, brauchen sie zwei Jahre Zeit, in der sie wachsen und Methan ausstoßen, aber eben noch keine Milch produzieren.

Insgesamt ist der Fokus auf den Methanausstoß der Kuh im Stall ein sehr verengter Blick, um den Einfluss der Rinder auf das Klima zu beurteilen. Denn die besondere Leistung der Wiederkäuer liegt darin, dass sie für Menschen ungenießbares Gras in wertvolles Eiweiß – in Milch und Fleisch – verwandeln. Wiederkäuer können damit auch dort Nahrung für Menschen erzeugen, wo Ackerbau nicht möglich ist – oder aus Klimaschutzgründen nicht sinnvoll, etwa in Moorgebieten. Etwa 40 Prozent der weltweiten Landfläche ist Grasland, und etwa 600 Millionen Menschen auf der Welt leben in Subsistenzwirtschaft von ihren Wiederkäuerherden, die meisten von ihnen in Gegenden, wo Ackerbau nicht möglich ist, etwa in der afrikanischen Savanne. Hochleistungsmilchkühe dagegen, und auch viele Mastkälber und -bullen, werden mit

Mais, Getreide und Soja gefüttert, bei dessen Anbau wiederum Treibhausgase entstehen. In der konventionellen Landwirtschaft wird dabei künstlicher Mineraldünger eingesetzt, dessen Erzeugung viel Energie verschlingt. Um 1 Kilogramm Stickstoff zu produzieren, braucht man mindestens 0,6 Kilogramm Erdgas, in vielen älteren Anlagen sogar noch mehr. Auf den gedüngten Feldern wiederum bildet sich Lachgas, das rund dreihundertmal so klimawirksam ist wie CO_2. Außerdem werden Rinder durch die Fütterung mit Getreide zu Nahrungskonkurrenten des Menschen. Ihr Kraftfutter könnte auch direkt zu menschlichen Lebensmitteln verarbeitet werden, was wiederum klimafreundlicher wäre als eine methanreduzierende Fütterung von Wiederkäuern.

Weidetiere hingegen können Kohlenstoffsenken fördern. Jahrtausendelang sind große Wiederkäuerherden weidend über die Steppenlandschaften der Welt gezogen und haben dabei fruchtbare humusreiche Böden geschaffen, etwa in der amerikanischen Prärie, in der argentinischen Pampa oder auch in der norddeutschen Tiefebene. Dabei sind Gräser entstanden, die besonders gut wachsen, wenn sie beweidet werden. Bei der Koevolution von Weidetieren und Gräsern ist Grasland entstanden, das mehr Kohlenstoff im Boden bindet, als es emittiert.

Das ist heute noch messbar: In Deutschland haben die Böden im Grünland, also unter Weiden und Wiesen, etwa doppelt so viel Humus wie Ackerböden, wobei der Humusgehalt im Acker tendenziell sinkt. Damit sind Weiden und Wiesen also bessere CO_2-Speicher als die meisten intensiv bewirtschafteten Äcker. Bei einer wenig bodenschonenden Wirtschaftsweise geht auf Äckern viel wertvoller Humus verloren – und dieser Prozess ist nicht einfach umkehrbar. Humus kann innerhalb weniger Jahre verloren gehen, dabei dauert es Jahrzehnte, um ihn wiederaufzubauen. In den letzten Jahren sind viele alte Weiden in Deutschland in Ackerland umgewandelt worden – zum Schaden des Klimas und auch der Biodiversität.

Weltweit erproben Landwirte, welche Art von Beweidung diesen Effekt der Humusbildung besonders verstärkt, denn falsche Beweidung kann genauso Humus zerstören wie intensiver Ackerbau. Der simbabwische Farmer Allan Savory hat dazu eine Methode entwickelt, die er »Holistic Management« nennt und die sich am Vorbild von wilden Herden orientiert. Wird Grasland kurz und intensiv beweidet, fördert der Tritt der Tiere offenbar das Wurzelwachstum der Pflanzen. Savory ist es gelungen, allein durch sein Weidemanagement die Wüstenbildung in trockenen Gegenden wieder umzukehren, also völlig vertrocknete Landstriche wieder zu Weiden zu machen. Zurzeit wird erforscht, wie sich seine Ansätze auch auf Mitteleuropa übertragen lassen.

Je nach Umständen kann eine Kuh also Klimakillerin oder Klimaschützerin sein: Eine brasilianische Rinderherde, für deren Weiden Regenwald gerodet wurde, schadet dem Klima genauso wie Kühe, die in trockengelegten Mooren weiden. Doch Rinder, die in nicht zu großer Dichte auf arten- und humusreichem Grünland weiden, helfen beim Naturschutz.

⟶ 89

23. Warum füttern Weidekühe Vögel?

Noch vor wenigen Jahrzehnten grasten Rinder überall in Deutschland im Sommer auf der Weide. Doch das hat sich in den letzten Jahren völlig verändert: Wenn heute neue Milchviehställe gebaut werden, sind sie meist so groß, dass eine Weidehaltung nur noch sehr schwer möglich ist. Denn wenn zu viele Kühe auf zu geringer Fläche herumlaufen, strapazieren sie die Grasnarbe so sehr, dass sich die Weiden im Winter in Schlamm verwandeln. In manchen Gegenden ist die Weidehaltung schlicht unrentabel, etwa in intensiven Ackerbauregionen, wo die guten Böden sehr gute Erträge bringen, oder im Nordwesten Deutschlands – dort sind die Viehbestände so hoch, dass es einen großen Bedarf an Flächen gibt, auf denen Gülle ausgebracht werden kann. Deshalb sind dort auch die Pachtpreise für Weideland unbezahlbar hoch.

Auch wenn Grasfressen für Kühe das Natürlichste der Welt ist, lässt sich die Milchmenge, die sie geben, noch steigern, wenn man sie mit Getreide füttert. Diese unnatürlich hohe Milchmenge erwarten die Molkereien, und daran messen die Banken den Erfolg eines Milchbetriebes, wenn sie Kredite gewähren oder eben nicht. Deshalb ist die Weidehaltung in vielen Teilen Deutschlands auf dem Rückzug (mit einigen Ausnahmen, die ostfriesischen Milchbauern etwa halten trotzig und unbeirrbar daran fest, dass ihre Kühe nach draußen kommen), und dieser allgemeine Rückzug der Rinder in den Stall verstärkt das Insektensterben und den Rückgang der Vogelbestände.

Eine Langzeitstudie des Entomologischen Vereins Krefeld hat gezeigt, dass die Masse der Fluginsekten sogar in Naturschutzgebieten in den letzten 25 Jahren um drei Viertel abgenommen hat. Damit fehlt eine wichtige Nahrungsquelle für die Vögel. Das Bundesamt für Naturschutz (BfN) warnt, dass Deutschland zwischen 1992 und 2016 14 Millionen Brutvögel verloren hat. Der Rückgang der Biodiversität hat viele Ursachen, von der Flächenversiegelung bis zum Einsatz von Ackerchemie. Ein Grund für den Insekten- und Vogelschwund sind auch die Kuhfladen, die auf den Weiden fehlen.

Die Fladen der Stallkühe werden zusammen mit ihrem Urin gesammelt und als flüssige Gülle auf den Äckern ausgebracht, und damit sind sie für die vielen Insekten, die vom Dung leben, wertlos. Ein Kuhfladen auf der Weide hingegen gilt als Grundnahrungsmittel der biologischen Vielfalt. Eine Kuh produziert etwa sechs Kuhfladen pro Tag, und jeder einzelne von ihnen kann mehr als tausend Insekten ernähren. Damit schafft eine Weidekuh Lebensraum und Nahrung für bis zu 2,2 Millionen Insekten pro Jahr – das ist eine ordentliche Menge Vogelfutter.

Der Geruch des frischen, noch warmen Fladens zieht neben vielen anderen auch die Gelben Dungfliegen an. Dort paaren sie sich und legen ihre Eier in den Kuhfladen. Nach den Fliegen folgen viele verschiedene Käferarten wie der Gemeine Mistkäfer mit seinen schwarzblauen glänzenden Flügeln. Er formt kleine Kugeln aus Kot und rollt sie in die unterirdischen Kammern, in denen er seine Eier ablegt. Hundert verschiedene Käferarten gibt es in Deutschland, die sich vom Dung von Tieren ernähren. Wie wichtig diese kotfressenden Käfer sind, haben britische Farmer erfahren, die mit ihren Rindern nach Australien ausgewandert waren. Dort gab es vor der Ankunft der europäischen Weidetiere keine heimischen Dungkäfer. Deshalb trockneten die Kuhfladen der neu angekommenen Rinder aus und blieben einfach liegen, mit der Folge, dass die

Weideflächen knapper wurden und dem Rest des Grases der Dünger fehlte. Erst aus Europa importierte Dungkäfer brachten die Aufbereitung wieder in Gang.

In Mitteleuropa dagegen gibt es auch viele verschiedene Fliegenarten, die im Dung leben, auch wenn er ganz ausgetrocknet ist. Fenstermücken, Haarmücken, Zuckmücken, Schwebfliegen, Waffenfliegen, Raupenfliegen und viele andere Arten mehr haben dänische Forscher in Kuhfladen gefunden. Auch Pilze und Bakterien siedeln sich im Kot der Kuh an und helfen dabei, ihn zu zersetzen. Dungbiozönose nennen die Ökologen diese Lebensgemeinschaften von vielen verschiedenen Arten in den Hinterlassenschaften der großen Weidetiere. Sie sind dort besonders vielfältig, wo die Tiere das ganze Jahr über auf den Weiden leben.

Alle diese Lebewesen sind gleich doppelt gefährdet: nicht nur, weil immer weniger Kühe auf der Weide grasen, sondern auch, weil Weidetiere mit Entwurmungsmitteln behandelt werden, die nicht nur die Darmparasiten der Weidetiere töten, sondern auch viele Insekten im Dung der Tiere. Vor allem der Wirkstoff Ivermectin ist gut untersucht, er baut sich in den kalten Monaten sehr langsam ab und tötet Fliegen- und Käferlarven. Viele Weidetierhalter und auch Pferdehalter verabreichen ihren Tieren vorsorglich Wurmkuren, und das mehrmals im Jahr. Dabei ist längst erforscht, dass besseres Weidemanagement den Druck der Parasiten minimieren kann, und Tierärzte, die erst Kotproben untersuchen und dann Medizin verschreiben, gibt es auch.

Das alles zeigt: Weidetiere können helfen, die gefährdete biologische Vielfalt zu retten. Dazu braucht es eine andere Agrarpolitik, die die ökologisch wertvolle Weidehaltung so fördert, dass Landwirte damit Geld verdienen können, und Konsumentinnen und Konsumenten, die beim Kauf von Fleisch und Wurst hohe ökologische und ethische Ansprüche stellen.

→ 24. Gefährden Wölfe die Weidehaltung?

Eine nachhaltige Weidehaltung ist ein Schlüssel für Tierwohl, Klimaschutz und biologische Vielfalt. Denn in Europa ist die Biodiversität nicht in dichten Wäldern besonders hoch, sondern in offenen, strukturreichen Weidelandschaften, von denen es immer weniger gibt. Der Heuschrecken-Experte Thomas Fartmann, Leiter der Abteilung für Biodiversität und Landschaftsökologie an der Universität Osnabrück, schlägt vor, allen Berufsschäfern pauschal 50 000 Euro pro Jahr auszuzahlen, weil ihre Arbeit so unersetzlich wertvoll für die biologische Vielfalt ist. Vor allem die Herden von Wanderschäfern leisten viel für den Naturschutz, wenn sie – quasi als Samentaxi – wilde Kräuter auf einer Weide fressen und deren Samen mit ihrem Kot auf der nächsten Weide verteilen. So tragen sie zur Erhaltung gefährdeter Wildkräuter bei. Weidetiere werden auch gebraucht, um besonders artenreiche Flächen, wie etwa die Magerrasen auf der Schwäbischen Alb, zu beweiden, von denen heute viele verbuscht sind. Das wäre eine Überlebenschance für den fast verschwundenen Apollofalter und viele andere Arten, die offene Weiden brauchen und untergehen, wenn diese Flächen zuwachsen und verbuschen.

Auch Milchviehbetriebe, die ihre Kühe auf wenig gedüngten, artenreichen Weiden grasen lassen, bräuchten viel mehr Förderung. Denn mit dem Milchgeld, das die Molkereien ihnen zahlen, kommen sie nur halbwegs über die Runden, wenn sie so intensiv wie möglich wirtschaften. Die finanzielle Situation von Schäfern und Milchbäuerinnen ist so prekär, dass viele kaum von ihrer Arbeit leben können. Die Rückkehr der Wölfe bringt diese Betriebe nun zusätzlich unter Druck.

Sobald Wölfe in ihrer Gegend gesichtet werden oder sich Rudel ansiedeln, müssen Weidehalter in teure Schutzmaßnahmen investieren. Dabei gibt es keine einfache Lösung: Wolfssichere Zäune sind teuer und müssen aufwendig gepflegt werden. Sie müssen Strom führen und so hoch sein, dass die Wölfe nicht darüberspringen können, und so flach über dem Boden beginnen, dass die Wölfe sich nicht unter dem Zaun hindurchgraben können. Damit sind die Wolfszäune aber auch unüberwindbare Hindernisse für viele andere Wildtiere. Zurzeit werden den Weidehaltern nur die Kosten für die Zäune erstattet, nicht aber die vielen Arbeitsstunden, die es kostet, sie aufzustellen und zu kontrollieren. Trotzdem gibt es immer wieder Wölfe, die lernen, solche Zäune zu überwinden. Herdenschutzhunde, die mit den Schafherden leben und sie gegen Wölfe verteidigen, kosten mehr als 2000 Euro pro Jahr. Doch diese mächtigen Hunde verschrecken auch Spaziergänger. Gerade in Gegenden mit vielen Touristen kann das kompliziert werden.

In den letzten zehn Jahren ist die Zahl der Wolfsrudel in Deutschland von zehn auf 128 gestiegen, und mit den Wölfen stieg die Zahl der Übergriffe auf Weidetiere. Knapp 3000 Tiere wurden 2019 gerissen. Schäfer, aber auch Milchbauern, die Kälber und junge Rinder auf der Weide halten, machen sich deswegen große Sorgen. In den sozialen Netzwerken der Schäfer und Landwirte kursieren Filme von gerissenen, teilweise noch lebenden Tieren. Viele sind frustriert und zornig und wollen aufhören, sobald die Wölfe ihre Gegend erreicht haben.

Naturschützer fordern deshalb schnell bessere, unkompliziertere Hilfen für Weidehalter, um den Zielkonflikt zwischen dem Erhalt der Wölfe und der Weidewirtschaft aufzulösen. Sonst könnte der Wolf die Weidehaltung wirklich gefährden, und das wäre nicht gut für den Schutz der Natur.

25. Wie viel Fleisch dürfen wir essen, ohne dem Planeten zu schaden?

Die industrialisierte Lebensmittelproduktion zerstört viele Ökosysteme auf der ganzen Welt und verursacht gleichzeitig enorme Mengen Treibhausgase. Davor warnen Wissenschaftler seit Jahren, und im Januar 2021 hat auch das Umweltprogramm der Vereinten Nationen (UNEP) zusammen mit der Denkfabrik Chatham House zu einem weltweiten Umbau der Ernährungssysteme aufgerufen.

Wie das gehen könnte, hat ein internationales Team von Medizinern und Erdsystemwissenschaftlern, die EAT-Lancet-Kommission, schon 2019 vorgeschlagen. Die Kommission hat untersucht, wie sich zehn Milliarden Menschen im Jahr 2050 gesund ernähren könnten, ohne durch ihre Ernährung die Gesundheit des Planeten zu gefährden. Unter planetarer Gesundheit verstehen die Forscher dabei die Gesundheit der menschlichen Zivilisation und den Zustand der natürlichen Systeme, von denen sie abhängen, also: sauberes Wasser und saubere Luft, fruchtbare Böden und die biologische Vielfalt. Das Konzept der »Planetary Health Diet« wurde ab 2015 entwickelt, weil Mediziner und Experten für öffentliche Gesundheit sich bis dahin gar nicht um die natürlichen Lebensgrundlagen als Bedingung für Gesundheit gekümmert hatten. Und weil Ernährung der größte einzelne Hebel ist, mit dem man gleichzeitig Gesundheit und Umwelt verbessern könnte.

In Kalorien gerechnet werden heute ausreichend Lebensmittel für alle Menschen auf der Welt produziert. Trotzdem sind Milliarden Menschen unter- oder mangelernährt, während Millionen andere im Überfluss zu viel vom Falschen essen und davon dauerhaft krank werden. Falsche Ernährung, schreibt die EAT-Lancet-Kommission, bedeutet heute ein größeres Gesundheitsrisiko als Rauchen, Alkohol, Drogen und ungeschützter Sex zusammen. Gleichzeitig machen die akuten Krisen des Klimas und der Corona-Pandemie deutlich, wie sehr wir Menschen zum Überleben auf ein stabiles Klima und intakte Ökosysteme angewiesen sind. Wenn wir nicht handeln, warnt die Kommission, würden wir die globalen Nachhaltigkeitsziele und das Pariser Abkommen verfehlen und unseren Kindern eine verwüstete Welt hinterlassen.

Das Forscherteam der EAT-Lancet-Kommission fordert deshalb eine weltweite Transformation der Ernährungssysteme. In Zukunft sollen sich die Menschen so ernähren, dass die planetaren Belastbarkeitsgrenzen bei der Produktion ihrer Lebensmittel nicht länger überschritten werden. Sie haben eine gute Nachricht: Das ist möglich. Doch das geht nur mit einer neu gefüllten Speisekammer. Die wichtigste Änderung: Der weltweite Konsum von Obst, Gemüse, Nüssen und Hülsenfrüchten sollte sich verdoppeln, der Konsum von Zucker und rotem Fleisch dagegen müsste um mehr als die Hälfte zurückgehen.

Viel Fleisch bleibt nicht im Speiseplan: Rechnet man die EAT-Lancet-Empfehlungen auf einzelne Tage um, dann dürfte man neben ganz viel Obst, Gemüse und Getreide jeden Tag 29 Gramm Geflügelfleisch, 28 Gramm Fisch, 14 Gramm Rind-, Lamm- oder Schweinefleisch essen – und alle vier oder fünf Tage ein Ei (Größe M oder L). Keine Freude für die Freunde von Steak und Currywurst – aber gesund.

Warum muss das viele Fleisch von der Speisekarte? Einmal aus gesundheitlichen Gründen und zum anderen, weil für die Herstellung von Fleisch und Milchprodukten sehr viel Fläche benötigt wird. Tierische Produkte steuern zu weniger als einem Fünftel des globalen Kalorienbedarfs bei, doch dafür verbrauchen sie drei Viertel aller landwirtschaftlich genutzten Flächen. Problematisch sind dabei nicht die Viehweiden auf Böden, auf denen kein Ackerbau möglich ist, etwa in den Steppen und Savannen oder – in Deutschland – in den Mittelgebirgsregionen oder an der Küste. Hier verwandeln Rinder oder Schafe Gras in Milch, Fleisch oder Käse – und das ist sehr effizient und gleichzeitig klimafreundlich, weil Gräser in ihrer Wurzelmasse viel CO_2 speichern können. Weidende Tiere nehmen zwar langsamer zu als Stalltiere, die mit Getreide gefüttert werden – aber sie werden dabei nicht zum Nahrungskonkurrenten des Menschen.

Kritisch sind aber neu angelegte Weideflächen, für die Regenwald abgeholzt wurde, und die großen Ackerflächen, auf denen Futter für Tiere angebaut wird, Soja, Mais oder auch Getreide. Das passiert auf mehr als einem Drittel aller Felder weltweit. Auch wenn Schweine, Rinder, Hühner und Puten in den letzten Jahrzehnten so gezüchtet wurden, dass sie mit immer weniger Futter immer schneller zunehmen, bleibt die Herstellung von Fleisch im Vergleich zu pflanzlicher Nahrung eine Verschwendung. Hühner sind noch die besten Futterverwerter, sie können aus 1600 Gramm Futter 1 Kilo Gewicht aufbauen. Schweine brauchen dafür 3 und Rinder 8 Kilo. Damit ist klar: Global verantwortlich ernährt sich, wer wenig Fleisch isst, und das am besten von heimischen Weidetieren.

→ 26. Ist es nachhaltiger, Fisch statt Fleisch zu essen?

Die Schäden, die wir in der Biosphäre angerichtet haben, sind unter Wasser ebenso groß wie an Land. Der Klimawandel lässt die Korallenriffe sterben, die Meere werden wärmer und saurer, in allen Gewässern sammeln sich Plastikmüll und Mikroplastikpartikel. Ein Drittel aller Fischbestände weltweit gelten als überfischt, im Mittelmeer und im Schwarzen Meer sogar knapp zwei Drittel. Die Kabeljaubestände in der Nord- und Ostsee stehen kurz vor dem Kollaps – obwohl die EU sich zum Ziel gesetzt hatte, die Überfischung bis 2020 zu stoppen. Die industrialisierte Fischerei mit ihren gigantischen Flotten hat nur noch einzelne Fische übrig gelassen, wo früher riesige Schwärme durch das Wasser zogen.

Überfischung bedeutet, dass mehr Fische einer bestimmten Art aus einem Gewässer geholt werden, als nachwachsen werden. Das hat Auswirkungen auf das gesamte Ökosystem – bis zum kompletten Zusammenbruch. In der Ostsee ist das schon geschehen. Dort gibt es ganze Todeszonen, die sich 2021 von Fehmarn bis Sankt Petersburg erstreckt haben: Zonen, die so sauerstoffarm sind, dass unter der blauen Oberfläche kein Leben mehr ist. Nicht einmal Fischeier können sich dort weiterentwickeln. Das hat eine Reihe von Ursachen: Die Flüsse spülen große Mengen Dünger in die Ostsee, vor allem Stickstoff und Phosphat aus der Landwirtschaft. Der lässt die Algen gut wachsen, Kiesel- und Grünalgen und auch die gefürchteten giftigen Cyanobakterien, die Blaualgen. Wenn die absterben und nach unten sinken, werden sie von Mikroorganismen zersetzt. Das verbraucht sehr viel Sauerstoff, sodass extrem sauerstoffarme Zonen entstehen. In der Ostsee ist das besonders gefährlich, weil immer weniger frisches sauerstoffreiches Wasser aus der Nordsee in die Ostsee geströmt ist. Seit den 1980er-Jahren hat dieser Wasseraustausch – bedingt durch den Klimawandel – abgenommen.

Dazu kommt die Überfischung des Kabeljaus, der in der Ostsee Dorsch heißt: Er ist im Nahrungsnetz der Ostsee der oberste Raubfisch, und wo er fehlt, vermehren sich die kleineren Sprotten sehr stark. Je größer die Sprottenbestände werden, desto mehr kleine Krebstierchen vertilgen sie. Die aber ernähren sich vom sogenannten Phytoplankton, den Algen, von denen es ohnehin schon viel zu viele gibt – durch die Überdüngung aus dem Flusswasser. Die Algen vermehren sich also ungehemmt weiter und entziehen dem Ostseewasser beim Absterben noch mehr Sauerstoff, bis die gefürchteten Todeszonen entstehen. Etwas verkürzt auf den Punkt gebraucht: Oben fehlt der Dorsch, und unten stirbt das Meer.

So führt die Überfischung des Kabeljaus nicht nur zu weniger Kabeljau, sondern zum kompletten Zusammenbruch ganzer Meeresregionen. Ökologinnen nennen dieses Zusammenwirken trophische Kaskade, und solche Kettenreaktionen können überall ausgelöst werden, wo zu viele Fische einer bestimmten Art gefangen werden. Dabei wird der Klimawandel die negativen Auswirkungen der Übernutzung noch verstärken. Und umgekehrt: Je größer die Biodiversität unter Wasser, desto besser können die Ökosysteme das wärmer werdende Wasser aushalten.

Auch die Seen und Flüsse sind gefährdet, durch zu viel Dünger, verschmutztes Wasser aus der Industrie, Schadstoffpartikel, die die Kläranlagen nicht aus dem Wasser filtern können, sogenannte Spurenstoffe, und durch Wasserkraftanlagen. Auf dem Balkan, wo die letzten natürlichen Flüsse

Europas fließen, sind über 2500 Staudämme für Wasserkraftanlagen geplant. Etwa fünfzig Fischarten würden aussterben, wenn es nicht gelingt, diese Dämme zu verhindern. Das wären 10 Prozent aller Flussfischarten Europas.

Es gibt eine Reihe von politischen Vereinbarungen, die Flüsse, Seen und Meere mit allen ihren Bewohnern schützen sollen, doch deren Ziele werden beinahe ausnahmslos verfehlt. Die Europäische Wasserrahmenrichtlinie aus dem Jahr 2000 sah vor, dass die Gewässer Europas bis 2015 in einem guten ökologischen Zustand sein sollten. Das hat nicht geklappt. Nun liegt die Frist im Jahr 2027 und wird aller Voraussicht nach wieder verfehlt. Auch Meeresschutzgebiete schützen die Fische nicht, wie sie sollten. Eine Studie hat gezeigt, dass in mehr als der Hälfte der europäischen Schutzgebiete kommerzielle Schleppnetzfischer unterwegs sind. Die Gebiete würden teilweise sogar noch stärker befischt als die ungeschützten – und teils schon leer gefischten – Zonen. Das ließ sich nachweisen, weil jeder größere Trawler sich bei seinen Fangzügen tracken lassen muss und alle Fangtouren in einer Datenbank gespeichert werden. Der Rückgang der europäischen Fischbestände ist also gut dokumentiert, nur stoppen lässt er sich bislang nicht.

Nun empfiehlt die Deutsche Gesellschaft für Ernährung (DGE) regelmäßigen Fischkonsum: ein bis zwei Portionen pro Woche, etwa 70 Gramm, vor allem fettreichen Seefisch wie Lachs, Makrele und Hering, weil sie reich an bestimmten langkettigen Fettsäuren sind, deren Konsum zur Vorbeugung von Herzinfarkten, Schlaganfällen und Fettstoffwechselstörungen empfohlen wird. Doch das geht auch ohne Fisch: Die Fettsäuren werden nämlich von Mikroalgen im Meer produziert, aus denen ein Mikroalgenöl gewonnen werden kann. So bekommt man die wertvollen Fettsäuren ohne Umweg über Krill und Fisch.

Fischessen bleibt eine komplizierte Angelegenheit: Manche Arten sind so gefährdet, dass man sie auf keinen Fall essen sollte, wenn man sich nicht mitschuldig machen will an ihrem Aussterben, Aale etwa oder Roter Thunfisch. Trotzdem werden diese Fische gefangen und verkauft. Vorwiegend pflanzenfressende Fische wie Felchen, Renken, Karpfen und Flussbarbe sind nachhaltiger als Raubfische, die auch in Aquakulturen viele andere Futterfische benötigen.

27. Ist Wildbret eine nachhaltige Alternative?

Die Struktur der Landschaft und die Art und Weise, wie Äcker und Felder bewirtschaftet werden, hat großen Einfluss auf das Leben der Wildtiere, die in Deutschland gejagt werden: Während Wildschweine von den Maisfeldern profitieren, die als Futtermittel und vor allem für Biogasanlagen angebaut werden, stehen viele Arten kurz vor dem Aussterben, Rebhühner etwa oder Feldhasen.

Den Feldhasen, die noch vor wenigen Jahrzehnten als Allerweltsart galten, geht immer mehr Lebensraum verloren, weil noch immer neue Straßen, Gewerbegebiete und Siedlungen gebaut werden. Gleichzeitig sind die verbleibenden Äcker und Felder in den letzten Jahrzehnten immer hasenfeindlicher geworden. So paradox es klingt: In der intensiv gedüngten Agrarlandschaft hungern die jungen Feldhasen.

Ihre Mütter kommen nur einmal am Tag für wenige Minuten zum Säugen in das Versteck, in dem sie ihre Jungen zur Welt gebracht haben. So ist die Chance am größten, dass die Beutetiere – Füchse, Waschbären, Greifvögel und Raben – die Kleinen nicht entdecken. Um die kleinen Hasen in so kurzer Zeit satt zu bekommen, müssen die Häsinnen extrem nahrhafte Milch mit mehr als 20 Prozent Fett produzieren, und dazu brauchen sie energiereiche Kräuter zum Fressen. Von Gräsern allein würden sie nicht satt. Deshalb lieben Feldhasen Karotten- und Luzernenfelder, Gemüsegärten und die Kleegraswiesen der Ökolandwirte. Und deshalb haben sie es überall dort schwer, wo diese nahrhaften Pflanzen fehlen – und das ist überall, wo der intensive Ackerbau mit seinen engen Fruchtfolgen dominiert.

Der Biologe Klaus Hackländer von der Universität für Bodenkultur in Wien hat bei seinen Feldhasen-Forschungen einen direkten Zusammenhang zwischen Biodiversität und Überlebensrate der Hasenkinder festgestellt: Je höher die Vielfalt auf den Feldern, desto mehr kleine Hasen überleben. In einer kleinteiligen Landschaft mit Brachen und Hecken müssen die Häsinnen nicht weit laufen, um genug Energie für ihre Milch zu bekommen, und sie haben bessere Möglichkeiten, sich und ihre Kinder zu verstecken. Je größer aber die Felder sind und je enger die Fruchtfolge, desto monotoner ist ihre Nahrung und desto weiter müssen säugende Häsinnen für die Futtersuche laufen. Das schwächt auch die Hasenkinder.

Während die Feldhasen unter der intensiven Landwirtschaft leiden, profitieren die anpassungsfähigen Allesfresser – Füchse, Waschbären und Rabenvögel – von den gut gedüngten Agrarlandschaften, und diese Zunahme der Prädatoren erhöht den Druck auf die geschwächten Feldhasenpopulationen noch weiter. Trotzdem dürfen Hasen in Deutschland weiter gejagt werden. Warum? Grundsätzlich dürfen nur Arten gejagt werden, die dem Jagdrecht unterliegen. Diese Arten sind im Bundesjagdschutzgesetz aufgeführt, und dort steht der Feldhase noch immer, obwohl ihn das Bundesamt für Naturschutz in seiner Roten Liste als bestandsgefährdet eingestuft hat. Anfang der 2000er-Jahre haben Jäger in Nordrhein-Westfalen noch deutlich mehr als 100 000 Hasen pro Jahr geschossen, 2017 waren es 30 000.

Nun verlangt das Bundesjagdgesetz von den Jägern, so viel zu jagen, dass Wildtiere möglichst keine Schäden anrichten – auf den Feldern der Landwirte oder an jungen Bäumen im Wald. Gleichzeitig sollen die Jäger aber auch die Artenvielfalt in ihren Revieren bewahren. Deshalb dürfen sie trotz Jagdrecht Hasen und andere gefährdete Arten nur dann schießen, wenn die Populationen in einem bestimmten Gebiet eben nicht gefährdet sind. Das zu beurteilen liegt in der Verantwortung des jeweiligen Jägers. Fest steht: Solange Feldhasen in weiten Teilen Deutschlands gefährdet oder schon verschwunden sind, sollte Hasenbraten tabu sein.

Noch dramatischer ist der Rückgang bei den Rebhühnern. Seit 1980 ist ihr Bestand um mehr als 90 Prozent zurückgegangen. Noch in den 1950er-, 60er-Jahren haben Jäger allein in Hessen 100 000 Rebhühner geschossen – heute leben dort nur noch wenige Tausend. Auch viele andere Arten stehen noch im Jagdrecht, obwohl sie streng geschützt werden müssen, die Großtrappe etwa, der Luchs oder die Wildkatze.

Anders sieht es bei Wildschweinen und Rehen aus. Wildschweine haben sich in den letzten Jahren stark vermehrt, obwohl sie gleichzeitig stärker bejagt wurden. Die Jagdstrecke der Wildschweine – das sind von Jägern erschossene und bei Unfällen ums Leben gekommene Tiere – hat sich innerhalb der letzten zehn Jahre verdoppelt: von 440 000 Wildschweinen im Jagdjahr 2009/10 auf knapp 900 000. Die Jagdstrecke der Rehe liegt laut Deutschem Jagdverband bei gut einer Million Tiere. Dass es so viele Rehe und anderes Schalenwild wie Hirsche oder Damwild gibt, ist ein Problem für die Wälder im Klimastress: Diese Tiere fressen nämlich gerne ausgerechnet die jungen Bäumchen von Arten, die besser mit trockeneren und heißeren Sommern klarkommen werden, beispielsweise Eichen, Spitzahorn oder Weißtannen, und sie verschmähen junge Fichten und Kiefern, die an den meisten Standorten keine Chance haben werden.

Aus Sicht des Arten- und Klimaschutzes spricht also nichts gegen Rehbraten und Wildschweinkeule. Dabei ist Wildbret kein Biofleisch, denn dazu würde auch Biofutter gehören, und frei lebende Tiere bedienen sich auch von Feldern und

Äckern, die mit Kunstdünger und Pflanzenschutzmitteln behandelt wurden. Doch es stammt von Tieren, denen weder Futterzusatzstoffe noch Antibiotika verabreicht wurden und die ein Leben in Freiheit führen konnten. Jäger empfehlen Reh oder Wildschwein aus heimischen Revieren. Importiertes Wild stammt oft aus Farmen, vor allem aus Neuseeland.

Damit Wildbret allerdings als nachhaltig gelten kann, müsste der Einsatz von Bleimunition verboten werden. Obwohl seit vielen Jahren bekannt ist, wie giftig Blei für Ökosysteme und Menschen ist, und aasfressende Vögel wie die seltenen Seeadler immer wieder an Bleivergiftungen sterben, dürfen Jäger noch immer mit bleihaltigen Kugeln schießen. Mehr als 20 000 Tonnen Blei landen so Jahr für Jahr in den Landschaften Europas. Im Herbst 2020 hat die EU immerhin Bleimunition in Feuchtgebieten verboten.

28. Ist Laborfleisch eine Lösung?

Die Idee stammt aus der Medizin: Beim sogenannten Tissue Engineering werden Patienten Zellen verletzter Körperteile entnommen – Haut oder Knorpel, die im Labor nachgezüchtet werden, um anschließend wieder in den Körper eingesetzt zu werden. Mit diesem Prinzip der Vermehrung von natürlichen Zellen in einem künstlichen Bioreaktor experimentieren Dutzende von Start-ups und Konzernen, um daraus In-vitro-Fleisch als Lebensmittel herzustellen. Und es funktioniert: Wenn Muskelgewebe aus einer lebendigen Kuh mit einer Nährlösung versorgt wird, wächst daraus ein fleischähnlicher essbarer Stoff. Zunächst war das extrem teuer: Die Herstellung des ersten Burgers aus Laborfleisch 2013 hatte noch 250 000 Euro gekostet. Aber die Preise fallen.

Das In-vitro-Fleisch wird auch als zelluläres Fleisch oder als »Clean Meat«, als sauberes Fleisch, bezeichnet, doch das Versprechen von Fleisch ohne Tierleid wurde zumindest bis vor Kurzem noch nicht eingehalten. Die Muskelzellen im Labor, die oft mit Antibiotika behandelt wurden, brauchten ein Wachstumsserum, das bislang aus dem Blut lebender Föten entnommen wurde – wobei das Muttertier und ihr ungeborenes Kind bei der Entnahme sterben. Zurzeit wird geforscht, durch welche anderen Stoffe das fetale Kälberserum ersetzt werden könnte.

Seit April 2021 kann man sich in Singapur ein Gericht mit Hähnchenfleisch aus dem Labor über eine Food-App nach Hause bestellen. Das als »Good Meat« gebrandete Laborfleisch ist nach Angaben der Hersteller weltweit das erste als Lebensmittel zugelassene In-vitro-Fleisch. Es soll etwa so viel wie ein gewöhnliches Huhn der Premiumklasse kosten, und für seine Herstellung sei kein einziges Huhn gestorben, wirbt das Unternehmen.

Es gibt noch keine umfassende Bewertung dazu, wie viele Ressourcen die In-vitro-Fleischproduktion in großem Maßstab gegenüber der herkömmlichen einsparen kann, weil noch viele Details unklar sind. Weltweit aber wird mit großem finanziellen Aufwand geforscht, wie das Laborfleisch in Zukunft günstiger und ressourcenschonender produziert werden könnte – ein ziemlicher Aufwand, um den Geschmack von Fleisch auf den Tellern der Zukunft zu retten. Aus ernährungsmedizinischer Sicht bräuchte es das alles nicht: Pflanzliche Proteine können die tierischen oder zellulären Proteine ersetzen, und das mit noch besserer Umweltbilanz, weil die Pflanzen ohne Umweg durch ein Tier oder einen Bioreaktor direkt gegessen werden können.

Auch in diesen Bereich investieren beinahe alle großen Lebensmittelkonzerne und auch mittelständische Unternehmen wie der Wursthersteller Rügenwalder Mühle. Sie alle setzen auf den stark wachsenden Markt mit pflanzlichen Fleischalternativen, von denen viele allerdings stark verarbeitet sind und viele Zusatzstoffe und Aromen enthalten, um den Geschmack von Fleisch zu imitieren. Falafel oder eine klassische Erbsensuppe sind vermutlich gesünder.

29. Sollten wir statt Fleisch Insekten essen?

Die Welternährungsorganisation (FAO) hat Insekten als Lebensmittel 2008 auf die Agenda gesetzt: Seit Jahrtausenden ernähren sich Menschen von Insekten, und es wäre schlau, wenn sich mehr Menschen heute darauf besinnen würden – aus gesundheitlichen, ethischen und ökologischen Gründen. Denn Insekten als Lebensmittel sind unschlagbar effizient: Sie brauchen viel weniger Futter, Platz und Wasser als Rinder oder Hühner, sie verursachen weniger Emissionen und sind gesund für uns Menschen. Die essbaren Insekten enthalten viele Proteine, Omega-3-Fettsäuren, B-Vitamine und Mineralstoffe.

Nach Angaben der FAO stehen Insekten schon jetzt bei über zwei Milliarden Menschen auf dem Speiseplan, vor allem in Südostasien, Afrika und Südamerika. Über 2000 Insektenarten gelten als essbar. In Mexiko etwa werden gekochte Ameisenlarven gegessen oder auch Heuschrecken mit Schokoguss. Nur in den meisten Industrieländern gelten sie vielen als eklig. Doch das könnte sich ändern: Auch Krabben galten bei uns lange Zeit als Armeleuteessen, und rohen Fisch zu essen konnten sich viele Europäer nicht vorstellen, bis Sushi schick wurde. Vereinzelte Sterneköche bieten längst Menüs mit Insekten.

Bislang ist der Verkauf von Insekten zum Essen nur mit einer Übergangsregelung erlaubt. Die Verbraucherzentralen warnen vor einem möglichen Allergierisiko und fehlenden Hygieneregelungen. Im Januar 2021 hat die Europäische Behörde für Lebensmittelsicherheit (EFSA) allerdings den ersten Antrag auf Zulassung eines Insekts als Lebensmittel nach der Novel-Food-Verordnung bewilligt: für Mehlwürmer, das sind die gelblichen wurmartigen Larven des Mehlkäfers. Andere Arten – Hausgrillen, Wanderheuschrecken, Buffalowürmer und die Larven der Soldatenfliege – werden gerade geprüft.

Als Futtermittel könnten Insekten in Zukunft wichtig werden, vor allem solche, die sich wie die Larven der Soldatenfliegen von Kot und Gülle ernähren können. Auch Lebensmittelreste könnten als Insektenfutter genutzt werden. Doch das zu nutzen ist in der EU zurzeit nicht erlaubt. Nach der BSE-Krise in den frühen 1990er-Jahren, bei der mit tierischen Resten gefütterte Kühe am sogenannten Rinderwahnsinn erkrankten, erließ die EU ein Verbot von tierischen Futtermitteln nicht nur für die vegan lebenden Rinder, sondern auch für omnivore Schweine und Hühner. Der Geflügelfleischkonzern PHW (Wiesenhof etc.) hat dennoch schon einmal in das kanadische Start-up Enterra Feed Corporation investiert, das Fliegenlarven zu Tierfutter verarbeiten will. Sollte das in der EU zugelassen werden, könnte es den Import von Soja als Tierfutter ersetzen.

30. Ist eine bio-vegane Landwirtschaft ganz ohne Tiere möglich?

Für viele Biobäuerinnen und Biobauern, vor allem vom anthroposophischen Anbauverband Demeter, ist Landwirtschaft ohne Tiere nicht denkbar. Insbesondere die Rinder als uralte Wegbegleiter des Menschen spielen auf ihren Höfen eine große Rolle, nicht nur als Fleisch- und Milchlieferanten, sondern auch, weil der Boden ohne ihren Mist nicht dauerhaft fruchtbar bleiben kann – so die jahrhundertealte Erfahrung der bäuerlichen Landwirtschaft. Dahinter steht die Idee der möglichst geschlossenen Stoffkreisläufe eines Bio-Betriebes.

Seit einigen Jahren aber entwickeln Veganerinnen ökologischen Landbau ganz ohne Tiere, also auch ohne ihren Dung, Hornspäne oder Schlachtabfälle wie Federmehl. Zunächst suchte nur eine sehr kleine Zahl von Pionieren nach Möglichkeiten, rein pflanzliche Dünger ohne Mist zu entwickeln. Weitere Erfahrungen kamen von Bio-Betrieben seit der Zeit, in der die Europäische Union Prämien für Grünbrachen zahlte, also dafür, dass bestimmte Felder bewirtschaftet, aber nicht genutzt werden. Auf diesen Flächen bauten die Landwirte Kleegras an, ein Gemenge aus Gräsern und Klee, das zu den Leguminosen gehört. Das sind Pflanzen, die Stickstoff aus der Luft binden können, indem sie ihn in Symbiose mit Knöllchenbakterien an ihren Wurzeln im Boden fixieren. Diese Leguminosen, zu denen auch Erbsen, Bohnen und Lupinen gehören, düngen den Boden also quasi von selbst. Durch die Grünbrache werden die Felder der viehlosen Bio-Bauern also gut gedüngt. Doch dieser Dünger wirkt als einmalige Stickstoffgabe und lässt sich natürlich nicht über mehrere Jahre dosieren.

Eine andere Möglichkeit, pflanzlichen Dünger zu produzieren, ist es, Kleegras in Biogasanlagen zu verwerten. Dabei entsteht ein Gärrest, der sich als mobiler Dünger einsetzen lässt, ähnlich wie der Mist der Kühe. Die Biogasanlage ist dabei sozusagen eine Kuh aus Stahlbeton, die Gras verdaut und Nährstoffe aufschließt.

Auch sogenannte Cut-and-carry-Systeme testen viehlose und vegane Bauern und Gärtner: Sie bauen Kleegras auf sogenannten Geberfelder an, mähen diese und bringen das Mahdgut als Mulch auf den Nehmerfeldern auf. Das klingt unkompliziert, doch dieser Dünger kommt für manche Pflanzen zu spät, weil das Kleegras frühestens Mitte Mai das erste Mal gemäht werden kann und die enthaltenen Nährstoffe erst noch mineralisieren müssen, um für die Kulturpflanzen verfügbar zu sein. Deshalb forschen Landwirtinnen und Wissenschaftler etwa an den Universitäten Bonn und Kassel-Witzenhausen daran, wie man Kleegras oder andere Pflanzen am besten kompostiert oder als Silage haltbar macht. Dabei kommt es auf das richtige Verhältnis von Kohlenstoff und Stickstoff im Kompost an. Nur so kann man vermeiden, dass entweder Stickstoff oder Kohlenstoff ausgasen.

Im Gemüsebau wird auch mit Pellets aus Luzernen gedüngt oder mit Schrot aus Körnerleguminosen wie Erbsen oder Ackerbohnen. Es gibt auch Versuche, Kulturen mit Tofumolke zu düngen, die bei der Herstellung von Tofu aus Sojabohnen anfällt. Noch gibt es nicht viele Höfe, die so arbeiten. Doch die veganen Biolandwirtinnen und Gärtner haben bereits Richtlinien für den biozyklisch-veganen Anbau entwickelt und sich mit den Pionieren aus anderen Ländern vernetzt.

Der Vorteil einer bio-veganen Landwirtschaft liegt auf der Hand: Kleegras und andere Pflanzen werden ohne den Umweg über die Tierverdauung als Dünger eingesetzt. Das spart Ressourcen und bringt mehr Lebensmittel pro Fläche als Landwirtschaft mit Fleischproduktion. Doch das ist eben nur dort möglich, wo die Böden geeignet sind für den Ackerbau.

→ 31. Wenn die Fleischproduktion in Deutschland als nicht zukunftsfähig gilt, warum ändert sich nichts?

Im März 2015 veröffentlichte der wissenschaftliche Beirat für Agrarpolitik beim Bundesministerium für Ernährung und Landwirtschaft ein Gutachten über die Zukunft der Tierhaltung in Deutschland, das hohe Wellen schlug. Darin stand der für viele Landwirte schockierende Satz, dass die derzeitigen Haltungsbedingungen eines Großteils der Nutztiere nicht zukunftsfähig seien. Verbraucher-, Umwelt- und Tierschutzverbände hatten das seit Langem so eingeschätzt und einen Umbau der Tierhaltung gefordert. Doch solch deutliche Kritik auch von Wissenschaftlern zu hören, die das konservative und exportorientierte Agrarministerium als Berater ausgewählt hatte, schreckte viele intensiv wirtschaftende Landwirte auf.

Harald Grethe, der damalige Vorsitzende des Beirats, Professor an der Humboldt-Universität zu Berlin, und seine Kolleginnen und Kollegen aus dem Beirat wurden überall in Deutschland zu Vorträgen und Diskussionen eingeladen. Das Gutachten hatte offenbar einen Nerv getroffen – bei Konsumentinnen und Konsumenten, denen die Kollateralschäden der Geiz-ist-geil-Mentalität immer klarer wurden, aber auch bei Landwirtinnen und Landwirten, die am System der Preisführerschaft auf dem Weltmarkt zu zweifeln begannen, aber nicht wussten, wie sie ihre Ställe nun umbauen sollten und, vor allem, ob sich das wirtschaftlich rechnen würde.

Die Nutztierhaltung in Deutschland sei zwar wirtschaftlich erfolgreich und auch ressourceneffizienter geworden, stellten die Gutachter fest, doch im Tier- und Umweltschutz gäbe es erhebliche Defizite. Gleichzeitig habe sich die gesellschaftliche Einstellung zur Mensch-Tier-Beziehung geändert. Deshalb müsse die Tierhaltung umgebaut werden, damit sie tier- und umweltfreundlicher werde. Tiere in der Landwirtschaft bräuchten frische Luft und mehr Platz und Beschäftigung. Die immer noch üblichen Amputationen, etwa der Ringelschwänze der Schweine, sollten beendet werden, Antibiotika viel seltener verabreicht werden. Diese Veränderungen würden 3 bis 5 Milliarden Euro pro Jahr kosten, Fleisch im Supermarkt würde 3 bis 6 Prozent teurer. Umfragen zeigen immer wieder, dass die Konsumenten bereit wären, so viel mehr zu zahlen. Gleichzeitig sollte der Konsum von tierischen Produkten gesenkt werden. Das Gutachten forderte eine neue Kultur des Fleischkonsums.

Bis zum Erscheinen des Gutachtens hatten viele in der Landwirtschaft die exportorientierte intensive Fleischproduktion verteidigt. »Wir produzieren, was die Leute kaufen«, sagten viele Landwirte. Sie hatten erlebt, wie kleine Metzgereien nach und nach aufgeben mussten, weil sie – anders als die Megaschlachthöfe der Konzerne – ausgebildete Fachkräfte beschäftigten und deshalb nicht mit den Billigangeboten aus den Fleischtheken der Discounter mithalten konnten. Würden die Landwirte nun umwelt- und tiergerechter und deshalb teurer produzieren, würden – so ihre berechtigte Sorge – nicht ihre besseren Produkte gekauft werden, sondern billigeres Fleisch aus anderen Ländern mit niedrigeren Standards.

Um das zu verhindern, bräuchte es politische Regelungen: Am wirkungsvollsten wären verbindliche Standards, die für alle gelten müssten, die in Deutschland, oder besser: in der Europäischen Union Fleisch verkaufen wollen, für lokale Produzenten ebenso wie für Importeure. Das wäre im internationalen Freihandel zwar theoretisch möglich, aber praktisch nur sehr schwer durchzusetzen. Eine andere Möglichkeit wäre eine Kennzeichnungspflicht, die den Konsumentinnen leicht erkennbar vermitteln würde, wie die Tiere gelebt haben und ob sie wirklich gesund waren.

Der wissenschaftliche Beirat hat eine lange Reihe von Maßnahmen und Regelungen ausgearbeitet, mit denen das große Ziel einer gesellschaftlich akzeptierten Tierhaltung erreicht werden sollte. Jeder Akteur müsste etwas dazu beitragen, von der EU über den Bund bis zu den Landesregierungen, auch die Wirtschaft sollte sich beteiligen. Doch beinahe nichts davon wurde umgesetzt.

Vier Jahre später beauftragte die Bundesministerin für Ernährung und Landwirtschaft Julia Klöckner ihren Amtsvorgänger aus den 1990er-Jahren, Jochen Borchert, zusammen mit einem großen Netz von Fachleuten aus NGOs, Verbänden, Wissenschaftlerinnen und Wirtschaftsvertretern einen Vorschlag zu erarbeiten, wie die Tierhaltung in Deutschland umgebaut werden sollte. Im Februar 2020 legte die sogenannte Borchert-Kommission ihre Empfehlungen vor, und diese gingen nicht so weit wie das Gutachten des wissenschaftlichen Beirats. Die Borchert-Kommission empfiehlt nicht die dringend notwendige Reduktion der Tierbestände und plant mit langen Umbauzeiten bis 2040, aber auch sie fordert deutlich bessere Haltungsbedingungen für die Tiere, höhere Standards und klare Kennzeichnungen. Der Deutsche Tierschutzbund hatte die Kommission aus Protest verlassen, doch viele andere Organisationen lobten den Vorschlag als ersten Kompromiss zwischen der Agrarbranche und ihren Kritikern. Im Juli 2020 stimmte der Deutsche Bundestag für die Umsetzung der Empfehlungen der Kommission, doch wieder geschah lange Zeit – nichts. Erst Monate später beauftragte das Bundesministerium für Ernährung und Landwirtschaft eine Machbarkeitsstudie für die Empfehlungen der Kommission, die im März 2021 zu dem Ergebnis kam, dass den Empfehlungen der Kommission keine grundsätzlichen Bedenken entgegenstünden.

Eine Studie des Instituts für Arbeit und Wirtschaft der Universität Bremen hat die engen Verflechtungen zwischen CDU/CSU-Agrarpolitikern, dem Deutschen Bauernverband und der Agrarwirtschaft untersucht und gezeigt, dass eine Gruppe von Schlüsselfiguren – darunter der Bauernverbandspräsident Joachim Rukwied und der CDU-Bundestagsabgeordnete Johannes Röring – als Vielfachfunktionäre die dringend notwendigen Reformen für eine gemeinwohlorientierte Landwirtschaft verhindern.

Landwirte brauchen möglichst stabile und hohe Erzeugerpreise, um die Produktion von Lebensmitteln mit mehr Tier- und Umweltschutz zu vereinbaren. Sie haben damit andere Interessen als die großen exportorientierten Unternehmen der Agrarbranche, die in den letzten Jahrzehnten gute Geschäfte mit billig erzeugten Rohstoffen aus der Landwirtschaft gemacht haben. Auch die Tierfutterindustrie ist eine Nutznießerin der intensiven Fleischproduktion. Widerstand gegen die Transformation kommt auch von Haushaltspolitikern, die nicht noch mehr öffentliche Gelder in die Fleischproduktion investieren wollen. Die Folge dieses politischen Stillstands ist eine tiefe gesellschaftliche Spaltung zwischen frustrierten Landwirten auf der einen und ebenso frustrierten Tierschützerinnen und -rechtlern auf der anderen Seite. Eine Politik, die von Landwirten Produktion zu Weltmarktpreisen verlangt, aber Subventionen nicht für Tierschutz, Umwelt- und Gemeinwohlleistungen zahlt, sondern für Landbesitz, verschärft diese Spaltung.

→ 32. Werden der European Green Deal und die Farm-to-Fork-Strategie die Fleischproduktion nachhaltiger machen?

Der Bund für Umwelt und Naturschutz (BUND) hat vor zehn Jahren ausgerechnet, dass die Fleischproduktion in Deutschland mit mehr als 1 Milliarde Euro öffentlicher Gelder gefördert wird – obwohl sie in dieser Form und vor allem in dieser Menge nicht nachhaltig ist. Ein großer Teil dieser Gelder stammt aus dem EU-Agrarhaushalt.

Seit einigen Jahren überarbeiten die Europäische Kommission, das EU-Parlament und die Agrarminister der EU-Länder ihre gemeinsame Agrarpolitik. Mitten in dieser Überarbeitung, Ende 2019, forderte Ursula von der Leyen als neue Kommissionspräsidentin eine Neuausrichtung der EU: Der European Green Deal soll die EU im Jahr 2050 klimaneutral machen; die neue EU-Biodiversitätsstrategie soll die biologische Vielfalt aus der Nische des Naturschutzes ins Zentrum der Politik rücken; und die Farm-to-Fork-Strategie soll Ernährung, Landwirtschaft und Ökosysteme ganzheitlich (»vom Hof bis auf die Gabel«) in den Blick nehmen und das Lebensmittelsystem reformieren. Dazu machte sie klare Vorgaben, die auch die Fleischproduktion betreffen würde: 50 Prozent weniger Pestizide und Antibiotika in der Tierhaltung, 20 Prozent weniger Dünger, mindestens 25 Prozent Ökolandbau.

Trotzdem berieten das Europäische Parlament und der Rat der europäischen Agrarminister weiter über einen Kommissionsvorschlag für die neue europäische Agrarpolitik, der noch aus der Zeit der Vorgängerkommission unter Jean-Claude

Juncker stammt – und der die Ziele des European Green Deal weitestgehend ignoriert.

Für den größten Teil ihres Budgets halten sowohl der Rat als auch das Parlament am umstrittenen Fördersystem der Direktzahlungen fest, das Landwirten eine Prämie pro Hektar gewährt. In Deutschland sind das etwa 300 Euro pro Hektar, ganz gleich, ob auf dieser Fläche Brutplätze für Rote-Liste-Arten geboten oder Futtermittel für Hochleistungstiere produziert werden. Diese Geldausschüttung folgt einem nur schwer begründbaren Prinzip: Wer viel hat, bekommt viel. Großgrundbesitzer und außerlandwirtschaftliche Investoren streichen Millionen ein, während immer mehr kleine und mittlere Betriebe überall in Europa aus wirtschaftlicher Not aufgeben müssen. Der Europäische Rechnungshof aber hat scharf kritisiert, dass dieses System der Fördermittelvergabe die Biodiversität auf landwirtschaftlichen Nutzflächen gefährdet, statt sie zu schützen.

Insgesamt 387 Milliarden Euro hat die EU nun für ihre Agrarausgaben bis 2027 eingeplant – ein Drittel des gesamten EU-Haushalts. Der weitaus größte Teil davon soll weiterhin in die sogenannte erste Säule der Gemeinsamen Agrarpolitik (GAP) fließen, aus der die Flächenprämien bezahlt werden. Ein Teil dieser Gelder soll nach aktuellem Stand für neue, noch nicht genau definierte Umweltauflagen reserviert bleiben, die sogenannten Eco-Schemes oder Öko-Regelungen. Die aber soll jedes Mitgliedsland selbst ausgestalten. Dabei sehen die Pläne der Bundesregierung keine umfassende Transformation vor, die eine Lösung für die großen Krisen Höfesterben, Biodiversität, Tierleid und Klima bringen würde. Die Agrarpolitik der EU erweist sich wieder einmal als ein starres, quasi unreformierbares Korsett, das sich nicht an dringende neue Erfordernisse anpassen lässt.

Dafür gibt es viele Gründe: Im Rat der europäischen Agrarminister dominieren nationale Interessen, sie werden daran gemessen, wie viele Milliarden sie für die Landwirtschaft ihres Landes ausgehandelt haben, und das geht am sichersten mit Direktzahlungen. Auch für die Landwirtinnen und Landwirte bedeuten die Flächenprämien sicheres Geld in unsicheren Zeiten, das sie dringend brauchen, um ihre oft hohen Kredite für Stallneubauten oder Geräte abzahlen zu können. Dabei sind es weniger die landwirtschaftlichen Familienbetriebe als vielmehr die großen Konzerne des Agribusiness und der Ernährungsindustrie, die vom bisherigen System profitieren. Niedrige Erzeugerpreise sind gut für die Exporteure, nicht aber für die Landwirte. Immer wieder konstatieren Beobachter, wie gut abgestimmt die Lobbyisten der Agrar- und Ernährungsindustrie in Brüssel agieren, während genau das den vielen Umwelt- und Tierschutzverbänden Europas nicht gelingt.

Um die Ziele des Pariser Abkommens und die Anforderungen der Farm-to-Fork- sowie der Biodiversitätsstrategien einzuhalten, braucht es europaweit hohe Standards für die landwirtschaftliche Produktion. Sie müsste weniger Fleisch produzieren und Moore, die zurzeit entwässert als Äcker und Weide genutzt werden, wieder vernässen. Das geht nur mit einer konsequenten Ausrichtung auf eine ökologische Landwirtschaft, die nicht durch Importe aus Ländern mit niedrigeren Standards unterlaufen wird. Sonst würden wir zwar in Europa klimafreundlicher und nachhaltiger produzieren, doch den ökologischen Schaden einer nicht nachhaltigen Landwirtschaft und Fleischproduktion auslagern. Auch dazu fehlen europaweite Regelungen.

Sowohl auf europäischer als auch auf nationaler Ebene hat die Politik es versäumt, ein zukunftsfähiges Lebensmittelsystem zu gestalten, das der wissenschaftlichen Erkenntnis über die Notwendigkeit resilienter Ökosysteme und gesunder Ernährung ebenso Rechnung trägt wie den geänderten gesellschaftlichen Werten im Umgang mit Tieren.

→ 119

33. Wie sähe eine zukunftsfähige Fleischproduktion aus?

Allen Prognosen und vielen Investoren zufolge wird der Markt für Fleischalternativen – von Laborfleisch bis zu Gemüseburgern – in den nächsten Jahren stark wachsen. Gleichzeitig werden sich immer mehr Menschen vom traditionellen Fleischkonsum abwenden. Unter den 15- bis 29-jährigen Deutschen ist der Anteil von Vegetariern und Veganern doppelt so hoch wie im Bundesdurchschnitt. Die Umweltfolgen sind eindeutig: Fleischalternativen verursachen deutlich weniger Emissionen als das Fleisch von Tieren.

Trotzdem gibt es gute Gründe, warum der Konsum von tierischem Fleisch und Milchprodukten auch in einer nachhaltigen Welt einen Platz haben könnte. Viele Gegenden der Welt sind nicht für den Ackerbau geeignet, weil sie zu trocken, zu steil oder zu nass sind. Dort aber können Rinder, Schafe, Ziegen und auch Schweine leben, die Kräuter und Gräser in Lebensmittel für Menschen umwandeln.

Vor allem in den Kulturlandschaften Mitteleuropas werden Weidetiere gebraucht, um die gefährdete biologische Vielfalt zu retten. Der Weltbiodiversitätsrat (IPBES) geht davon aus, dass in den nächsten Jahren eine Million Arten aussterben könnten. Ökologinnen sprechen deshalb vom sechsten großen Massenaussterben der Erdgeschichte, das für die Menschen ebenso bedrohlich sein wird wie die Klimakrise. Deshalb wird der Schutz der Biodiversität in den nächsten Jahren eine große Bedeutung bekommen müssen. Dazu braucht es einen völlig anderen Umgang mit Land – weniger Flächenversiegelung, weniger Transport, weniger Ressourcenverbrauch, weniger Konsum, weniger intensiver Ackerbau. Eine große Chance, Biodiversität zu bewahren, liegt aber in großflächigen extensiven Ganzjahresweiden in einer vielfältig strukturierten Landschaft, also mit vielen Bäumen, Büschen, Auen und Wäldern.

Diese Flächen könnten reine Wildnis sein – wenn Lebensmittel in Fabriken produziert würden, in Bioreaktoren und vertikalen Gartenbau-Hochhäusern mit integrierten Aquaponiksystemen, kontrolliert von wenigen großen Konzernen. Solche Visionen werden unter dem Stichwort Postlandwirtschaft diskutiert. Auf Ackerflächen würden dann nur noch die Inhaltsstoffe für die Nährlösungen der Bioreaktoren angebaut.

Das wäre, was Soziologen als »Technological Fix« bezeichnen, eine einfache technologische Lösung für ein komplexes soziales und ökologisches Problem. Und es wäre die endgültige Entfremdung der Bürgerinnen und Bürger von ihrer Ernährung und den Kulturlandschaften, aus denen sie stammen. Es wäre auch das Ende der bäuerlichen und handwerklichen Praktiken der Lebensmittelherstellung, die für viele Generationen identitätsstiftend waren und die Organisationen wie Slow Food zu retten versuchen. Postlandwirtschaft wäre das Gegenteil von dem, was Bäuerinnen und Bauern auf der ganzen Welt als Ernährungssouveränität einfordern, als Recht, die eigene Ernährung selbst in die Hand nehmen zu dürfen.

Ein anderer Weg wäre eine Ökologisierung und Regionalisierung der Landwirtschaft, wie sie etwa die vorbildliche Bewegung der solidarischen Landwirtschaft (Solawi) voranbringt. Sie könnte die Vielfalt der Natur retten – durch viele verschiedene Pflanzen auf den Feldern und in den Gärten, Streuobstwiesen, essbare Hecken und Bäume – und damit gleichzeitig unsere Ernährung gesünder machen. In einer solchen Landwirtschaft hätten – wenige – Schweine und Hühner als Resteverwerter ihren Platz, und eben Weidetiere. Ihre Weideflächen können mehrfach genutzt werden, als Streuobstwiesen, auf Waldweiden zur Holzgewinnung und zur Stromerzeugung, denn auch unter Sonnenkollektoren können Tiere weiden. Diese Landwirtschaft würde die planetaren Grenzen respektieren, Wasser und Boden schützen. Sie würde viele Veganer und Vegetarier gesund ernähren – aber sie hätte auch Milch und Fleisch im Angebot, was in kleinen Mengen ohne schlechtes Gewissen genossen werden könnte.

Literatur

AgrarBündnis e. V.: *Der kritische Agrarbericht 2021.* Abl Bauernblatt 2021.

Busse, Tanja: *Das Sterben der anderen. Wie wir die biologische Vielfalt noch retten können.* Blessing 2019.

Busse, Tanja: *Die Wegwerfkuh. Wie unsere Landwirtschaft Tiere verheizt, Bauern ruiniert, Ressourcen verschwendet und was wir dagegen tun können.* Blessing 2015.

Heinrich-Böll-Stiftung, BUND, Le Monde diplomatique, deutsche Ausgabe (Hg.): *Fleischatlas 2021. Daten und Fakten über Tiere als Nahrungsmittel.* Berlin 2021.

Idel, Anita: *Die Kuh ist kein Klima-Killer! Wie die Agrarindustrie die Erde verwüstet und was wir dagegen tun können.* Metropolis 2010.

Leitzmann, Claus/Keller, Markus: *Vegetarische und vegane Ernährung.* Eugen Ulmer 2020, 4. Auflage.

Löwenstein, Felix zu: *Food Crash. Wir werden uns ökologisch ernähren oder gar nicht mehr.* Pattloch 2011.

Maier, Ernst Hermann: *Der Rinderflüsterer.* Kosmos 2009.

Niggli, Urs: *Alle satt? Ernährung sichern für 10 Milliarden Menschen.* Residenz 2021.

Pollan, Michael: *64 Grundregeln Essen. Essen Sie nichts, was Ihre Großmutter nicht als Essen erkannt hätte.* Goldmann 2011.

Schweisfurth, Georg/Tress, Simon: *Das ganze Tier. Fleisch nachhaltig und bewusst genießen.* Christian Verlag 2019.

Links

Informationen rund um die Landwirtschaft:
www.kritischer-agrarbericht.de

Zur Planetary Health Diet:
https://eatforum.org/eat-lancet-commission/

Für eine nachhaltige Esskultur:
www.slowfood.de

Sind wir noch zu retten?

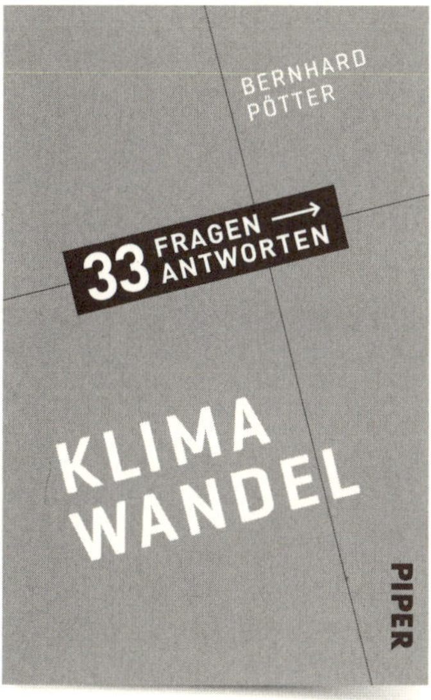

*Cover- und Preisänderungen vorbehalten

Bernhard Pötter

Klimawandel

Piper Taschenbuch, 128 Seiten

€ 10,00 [D], € 10,30 [A]*

ISBN 978-3-492-31619-4

Kaum ein Thema beherrscht die aktuelle Debatte wie der Klimawandel. Dürre und Hitzesommer häufen sich auch in unseren Breiten. Extreme Wetterphänomene nehmen zu, die Polgebiete schmelzen und die Folgen für Ernährung und Gesundheit sind beunruhigend. Dieses Buch erklärt, was der Klimawandel für uns alle bedeutet, wer ein Interesse daran hat, Klimaschutz zu verzögern, wozu die Staaten sich verpflichtet haben, wie die Wirtschaft gefordert ist – und was wir selbst tun können, ganz konkret.

Leseproben, E-Books und mehr unter www.piper.de